三三医书

裘庆元 辑

针灸、养生秘本三种

备急灸法
摄养枕中方
推篷寤语

中国中医药出版社

·北京·

图书在版编目（CIP）数据

针灸、养生秘本三种/裴庆元辑．—北京：中国中医药出版社，2019.5（2019.12重印）

（三三医书）

ISBN 978 - 7 - 5132 - 4457 - 2

Ⅰ．①针…　Ⅱ．①裴…　Ⅲ．①针灸学 ②养生（中医）　Ⅳ．①R245 ②R212

中国版本图书馆 CIP 数据核字（2017）第 236986 号

中国中医药出版社出版

北京经济技术开发区科创十三街 31 号院二区 8 号楼

邮政编码　100176

传真　010 - 64405750

河北新华第二印刷有限责任公司印刷

各地新华书店经销

开本 880×1230　1/32　印张 3.5　字数 205 千字

2019 年 5 月第 1 版　2019 年 12 月第 2 次印刷

书号　ISBN 978 - 7 - 5132 - 4457 - 2

定价　29.00 元

网址　www.cptcm.com

社 长 热 线　010 - 64405720

购 书 热 线　010 - 89535836

维 权 打 假　010 - 64405753

微信服务号　zgzyycbs

微商城网址　https：//kdt.im/LIdUGr

官方微博　http：//e.weibo.com/cptcm

天猫旗舰店网址　https：//zgzyycbs.tmall.com

如有印装质量问题请与本社出版部联系（010 - 64405510）

出版说明

近代著名医家裘庆元先生编辑的《三三医书》（又名《秘本医学丛书》），不仅保存了大量珍贵的中医孤本秘籍，而且所选书目多为家传秘本，疗效独特，简练实用，自 1924 年刊印以来，深受中医读者欢迎，对推动中医的发展起到了积极的作用。1998 年中国中医药出版社组织有关专家、学者对此书重新进行了整理出版，使此书得以更广泛的传播，影响日增。

然而，美中不足的是，原著三大卷，洋洋近五百万字，卷帙浩繁，所收的 99 种书籍又都随意编排，没有分类，给读者阅读、研究带来极大不便。有鉴于此，我们又对原著重新进行了整理编排：

1. 根据原著所收 99 本书每本书的基本内容，按中医学科重新进行分类编排，分为《医经秘本四种》《伤寒秘本三种》《诊法秘本五种》《本草秘本三种》《方书秘本八种》《临证综合秘本五种》《温病秘本十四种》《内科秘本六种》《外伤科、皮科秘本九种》《妇科秘本三种》《儿科秘本二种》《咽喉口齿科秘本四种》《针灸、养生秘本三种》《医案秘本十五种》《医话医论秘本十五种》，共 15 册，改为大 32 开简装本，分别刊印，以满足更广大读者的需求。

2. 全书改为现代简体横排。每本书的整理仍以上海书店影印本为底本，以现存最早刻本、影印本或近期出版的铅印本为参校本。除系底本明显由刊刻、抄写等导致的错误，经核实确认后径改（不出注），以及因版式改动，某些方位词如"左""右"相应改为"上""下"外，目录根据套书内容做相应调整，其余基本忠实原著。原书刊印时为填补版面而增加的"补白""告白"之类也予以保留。

限于水平，加之时间仓促，整理编排难免有错漏，欢迎读者批评指正。挖掘整理出版优秀的中医古籍是我们的重要任务之一，我们将一如既往，继续努力，为传播、弘扬中医药文化、知识做出更大贡献。

中国中医药出版社

2018 年 3 月

内容提要

　　《三三医书·针灸、养生秘本三种》包括《备急灸法》《摄养枕中方》《推篷寤语》等三部著作，阐述了针灸救急和养生延寿之说。

　　《备急灸法》介绍诸发、肠痈、溺水、自缢、蛇咬伤等二十余种急症灸治方，并有简明图说。附有《骑竹马灸法》以治痈疽，《竹阁经验备急要方》治疗头风、头痛、便毒、烫火伤等。《摄养枕中方》从衣、食、住、行、起居习惯、按摩导引及行气、意守等方面阐述养生善性之方法。《推篷寤语》原书内容驳杂，涉及兵、游、书画、佛、医、卜等，遭毁后，由王兰远将养生、医药者摘出。

　　三部著作中，第一部论述了灸治急症，后两部则为修身养性之论，指示了养生之迷津。

作者简介

裘庆元（1873—1948），浙江绍兴人，近代著名医家。16岁时进钱庄当学徒，因患肺病，遂发奋专攻中医学，并广收医籍秘本，造诣日深。后渐为人治病，每获良效，名声大振。

逢国内时局动荡，遇事远走东北，得识日本医界名士，获睹大量祖国珍本医籍，深慨祖国医籍散佚之多，乃有志于搜求。民国初年返绍，易名吉生，遂以医为业，以济世活人为己任。当时受外来文化影响，民族虚无主义思潮泛滥，中医药事业处于危急存亡之秋，先生毅然以复兴中医为己任，主持绍兴医药联合会，与何廉臣、曹炳章等创办《绍兴医药学报》，兼编《国医百家丛书》，并任绍郡医药研究社副社长。1929年废止中医事起，先生赴南京请愿，积极参加反对废止中医药的斗争。1923年迁居杭州，成立三三医社，出《三三医报》。先生深慨罕世之珍本秘籍，人多自秘，衡世之书，人难得见，叹曰："医书乃活人之书，何忍令其湮没，又何可令其秘而不传。"于是，或刊广告，或询社友，征救全国收藏之秘籍，得书千余种。乃精加选辑，于1924年刊《三三医书》，共3集，每集各33种，每书各撰提要，使读者一览而知全书概况。

后先生又精选珍贵孤本90种，于1935年复与世界书局商定，刊行《珍本医书集成》第一集。其第二、三集编目虽已确定，但因抗战爆发，被迫中止。

针灸、养生秘本三种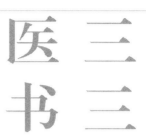

医三
书三 **总目录**

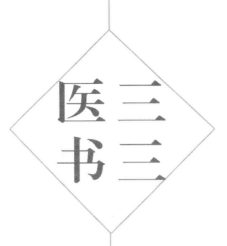

三三

医书

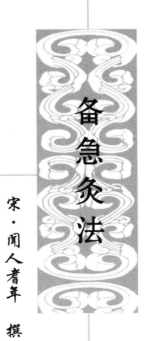

备急灸法

宋·闻人耆年 撰

提要

宋本《备急灸法》一卷。夫灸治之法，吾国发明最早，且亦为特具效验之一种疗法。日本医学改革，惟传自吾国之灸法，至今研究不遗余力。是书所列灸法，似别具真传，为南宋孙炬卿先生旧刻，即著《鸡峰方》张焕先生所著。本国亡佚久矣，日本人仿宋影刻。前数年社友李程九君寄自河南之抄本，裘君吉生将旧藏原刻本校对补正。尚有增刻《针灸择日编集》一卷，容再续印。

序一

　　韩昌黎曰：善医者，不视人之癯肥，察其脉之病否而已矣。脉不病，虽癯不害；脉病而肥者，死矣。然世有痈疽发背之疾，其起也渐，其发也烈，人往往忽于微芒而昧于不自觉，一旦发暴盛肿，猝不及治。若再误于庸医，靡有不戕其生者。至如穷乡委巷，医药何求？奇疾乍婴，徒嗟束手。余愧不知医，每念及此，未尝不怒焉伤之。贵阳陈衡山鑢尹嗜古笃学，尤喜搜石渠《金匮》之书，曾于扶桑都市得南宋孙炬卿旧刻团练使张公涣所著《备急灸法》一卷，以畀余曰：此灸法中国不甚概见，盖以世失其传。耳食者习焉不察，每易忽之，苟得此编，按图点穴，如法炷灸，则消患未然，化艰为易。其方药味无多，见功速甚，诚为济世救人之宝筏。余尝考针灸科居十三科之一，宋熙宁、元丰间，特置提举判官设科以教之，当时已信行如斯，其应效有可想见者。细绎此卷，觉男女老少童稚、内外杂症无不可疗，其中骑竹马灸法之良，更他人所未及论。《抱朴子》云：百家之言，与经一揆，譬操水者，器虽小而救火同焉；犹施灸者，术虽殊而救疾均焉。况返死回生，孰如灸法之神且速耶？良友针砭之投，何敢自秘，爰将原本并余所得《针灸择日编》一并付梓，俾广流传，亦以副衡山济世深心。此二书流落东瀛垂数百载，几无知者，今复归之中国，遍起沉疴，庶知广陵散犹在人间也。

光绪十六年岁次庚寅仲夏上杭罗嘉杰少畊氏识于日本横滨理厮

序二

　　余十有三岁而失所怙，母氏以教为爱，逾四十无所成，自谓膝下之乐有足以尽此身者，忽抱终天之恨，泪涸而痛不定。试为陈之：母氏素患头风，岁十数作，作必呕痰，加以昏眩，因得默斋抚干叔父乌辛茶方，于是作少疏，虽作亦易愈。近时乌附不易得，每闻入京有便，必以买川乌为先，或它出亦预合数服以进。前数年，或鼻塞不通，或脾弱无味，随证审方，储材合剂，或丸或散，朝购暮成，未尝敢求诸市肆。然头风则年余不作矣。矧又饮食顿饫，但觉脚力微怯，岁旦家常茹素，饭则尽碗，羹亦称美。炬卿私谓吾母今年七十，而胃府如此，眉寿何疑者。越八日，忽有小红粟粒发右耳旁，次日右颊右目颇肿，命医视之，用药敷贴，脓毒渐出，谓可徐徐抽减，谨重太过，专守"头面不可妄施针砭"之说，有令灸三里穴下抽者，医持不可。未几，其肿愈坚似疮，而根则大，名疔而反无脓，外不热而内不痛，旬日后始窘甚矣。吾母至谓炬卿曰：汝抄方嗜药，胡为不晓此证？仓忙中罔知所措，更医亦云无策。母氏神识了然，以至不救。日月不居，俄至卒哭。客有携示蜀本《灸经》与《竹马灸法》者，备述克验，内有鬓疽、丁疮，乃知咸有灸法，而竹马一法则诸证无不治。痛哉！痛哉！何嗟及矣。炬卿平时每虑风在头目，犹谓老人脱有隐疾，可以延寿，幸而头风已痊，又孰知危证之窃发，喜未几而痛罔极哉。此所以仰天捶心而呕血也。世有此方，吾不早得而见之，吾母不存而其方则存，其方存而后之人有早得而见之者，庶几乎吾母虽无及而犹及人也。遂与乌辛茶方并刊以传焉。吾母山阴博古石氏也。

淳祐乙巳五月朔孤学乡贡进士孙炬卿序

备急灸法

宝庆丙戌正月望

杜一针防御壻㑖李闻人耆年述

古人云：凡为人子而不读医书，是谓不孝。则夫有方论而不传诸人者，宁不谓之不仁乎？然方书浩博，无虑万数，自非夙昔究心，未易寻检。本朝名医团练使张涣著《鸡峰普济方》外，又立《备急》一卷，其方皆单行独味，缓急有赖者。张公之用心，其可谓切于济人者矣。仆自幼业医，凡古人一方一技，悉讲求其要，居乡几四五十载，虽以此养生，亦以此利人。仆今齿发衰矣，每念施药惠人，力不能逮。其间惠而不费者，莫如针艾之术。然而针不易传，凡仓卒救人者，惟灼艾为第一。今将已试之方，编述成集，锓木以广其传。施之无疑，用之有效，返死回生，妙夺造化。其有稍涉疑难之穴，见诸图书，使抱疾遇患者，按策可愈，庶几少补云。

诸发等证（石痈附） 肠痈 丁疮 附骨疽 皮肤中毒风 卒暴心痛 转胞小便不通 霍乱 转筋 风牙疼 精魅鬼神启淫 夜魇不寤 卒忤死（俗谓鬼打冲恶也） 溺水 自缢 急喉痹 鼻衄 妇人难生 小肠气 一切蛇伤 犬咬 狂犬咬毒

目录

备急灸法

李程九录存

裘吉生校刊

屈指量寸法例

以薄竹片，或以蜡纸条，量手中指中节横文，取上下截齐断，为一寸，男左女右。

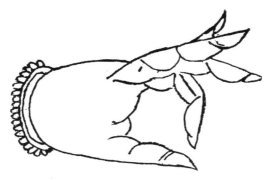

诸发等证

葛仙翁刻石江陵府紫极宫，治发背、发肩、发髭、发鬓、发肋，及一切恶肿法，以上数种，随其所发处名之也，其源则一，故灸法亦一本。然数种中，死人速者，发背也。其候多起于背胛间，初如粟米大，或痛或痒，色赤或黄，初不以为事，日渐加长，肿突满背，疼痛彻心，数日乃损人，至此则虽卢扁不能治矣。惟治之于初，皆得全生。其余数种，皆依法早治，百无一死。凡觉有患，便用大蒜切片如钱厚（如无蒜，用净水和泥捻如钱样用之），贴在疮头上（如疮初生便有孔，不可覆其孔），先以绿豆大艾炷灸之，勿令伤肌肉，如蒜焦更换，待痛稍可忍，即渐放炷大。又可忍，便除蒜灸之，数不拘多少，但灸至不痛即住。若住灸后又肿又痛，即仍前灸之，直候不肿不痛即住。每患一个疮，或灸三百壮、五百壮，至一二千壮方得愈者，亦有灸少而便愈者。若患三五个疮，并须各各依法灸之，灸后不肿不痛则愈矣。男女同法。孙真人治石痈，亦如此法灸之。石痈者，其肿发至坚如石有根，故名之也。灸之石子当碎出，即愈。

此系当头用大蒜灸法，议论互见后竹马灸法中。

肠　痈

孙真人治肠痈法云：肠痈之证，人多不识，治之错则杀

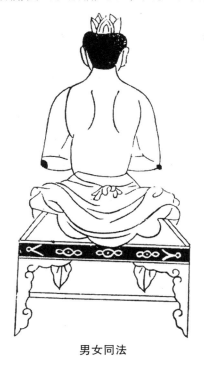

男女同法

人。其证小腹重而硬，以手抑之，则小便如淋状，时时汗出而恶寒，一身皮肤皆甲错，腹皮鼓急，甚则转侧闻水声，或绕脐生疮，或脐孔脓出，或大便下脓血。凡有此证，宜速灸两肘尖

各百壮，壮如绿豆大，则大便当下脓血而愈。依图取穴。

丁 疮

黄帝、岐伯、孙真人治丁疮法：丁疮者，其种甚多，初起皆一点突如丁盖子，故名之。发于手足头面者，其死更速，惟宜早灸。凡觉有此患，便灸掌后四寸两筋间十四壮，依图取穴。

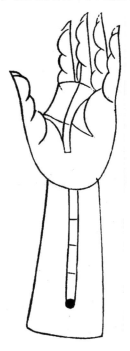

男左女右

附骨疽

黄帝、岐伯、孙真人，治附骨疽亦如治丁疮法灸之。其附骨疽者，无故附骨而成脓，故名之。多发于四肢大节筋间，虚人及产妇偏发腿胻间。其候先觉痹重，或痹疼，或只烘烘然肌热，动摇不便，按之应骨酸痛，经日便觉皮肉渐急，洪肿如肥人状，多作贼风、风肿治之，因循多致死。凡有此患，宜早灸之，依丁疮图子取穴灸之，男左女右。

图子见前丁疮门。

皮肤中毒风

张文仲、孙真人、姚和众治皮肤中毒风法：毒风之病，其候忽然遍身痛痒如虫啮，痒极搔之，皮便脱落，烂坏作疮。凡有此患，急灸两臂屈肘曲骨间各二十一

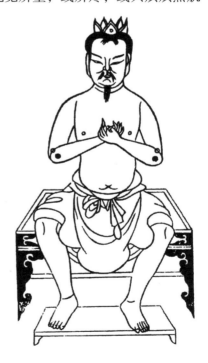

男女同法（即曲池穴是也）

炷。依图取穴。

卒暴心痛

甄权治卒暴心痛，厥逆欲死者，灸掌后三寸两筋间，左右各十四壮。依图取穴。

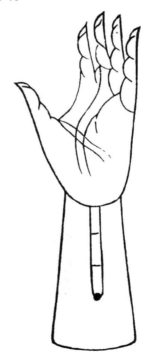

男女同法

转胞小便不通

葛仙翁、徐嗣伯治卒胞转，小便不通，烦闷气促欲死者，用盐填脐孔，大艾炷灸二十一炷，未通更灸，已通即住。

霍　乱

葛仙翁治霍乱已死，诸般符药不效者，云此法特异。起死回生，不在方药。大抵理趣精玄，非凡俗所知。急灸两肘尖各十四炷，炷如绿豆大。依图取穴。

男女同法（此灸穴与前项孙真人治肠痈穴同）。

图形已见前肠痈门。

霍乱转筋

孙真人治霍乱转筋及卒然无故转筋欲死者，灸足两踝尖各三炷，炷如绿豆大。转筋在股内，灸两内踝尖；转筋在股外，灸两外踝尖。踝者，即俗称脚块子是也。

男女同法。

风牙疼

葛仙翁、陶隐居治风牙疼不可忍，不能食者，灸足外踝尖三炷，炷如绿豆大，患左灸右，患右灸左。

男女同法。

足踝备载《明堂灸经》。

精魅鬼神所淫

华佗治精魅鬼神所淫，癫邪狂厥，诸般符药不效者，用细索并两手大指缚之，灸三炷，每炷着四处，半在肉上，半在甲上，一处不着则不验。灸之当作鬼神语，诘问其略，即解脱之令去，其人遂苏。依图取法。

男女同法。

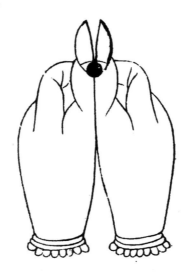

夜魇不寤

葛仙翁、陶隐居、孙真人治魇死法云：凡夜魇者，皆本人平时神气不全，卧则神不守舍，魂魄外游，或为强邪恶鬼所执，欲还未得，身如死尸。切忌火照，火照则魂魄不能归体。只宜暗中呼唤，其有灯光而魇者，其魂魄虽由明出，亦忌火照，但令人痛啮其踵及足大指甲侧即活（痛啮即重咬，踵即脚跟也）。皂荚末吹入两鼻亦良。经一二更不活者，灸两足大指上各七炷，炷如绿豆大，依图取法。妇人札脚者，此穴难求，宜灸掌后三寸两筋间各十四壮，此穴即前项甄权治卒暴心痛穴也。各依前图取之。

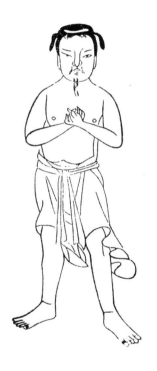

卒忤死法

扁鹊、孙真人治卒忤死法（忤死即今人所谓鬼打冲、恶尸厥也）：急以皂角末吹入两鼻即活。若经时不活，急灸掌后三寸两筋间各十四炷，此穴即前穴甄权灸心痛者是也。图子见前。讫如身冷口噤者，灸人中三炷，炷如粟米大。依图取法。

溺 水

　　葛仙翁、孙真人救溺水死，用皂角末吹入谷道中（皂角无，用石灰），但解开衣服，灸脐孔三五十壮，水从谷道中出即活。此法治溺水经一宿犹可活。又孙真人云：冬日落水冷冻，身强直，口眼闭，尚有微气者，用灶灰一斗，锅内炒令暖，以布三五重暖裹热灰，熨其心头。灰若冷，可即换。熨得心暖气通，目转口开，以温薄粥令稍稍咽。仍依前法灸之

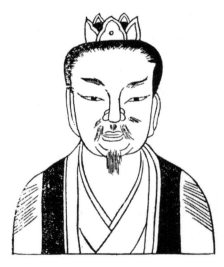

男女同法

即活。若不先熨暖其心，便向火炉逼之，则身中冷气与火气争即死，切宜戒之。

自 缢

太仓公、孙真人救自缢死法云：凡救自缢者，极须按定其心，勿便截绳，当抱起解之。其心下尚温者，先用皂荚末吹入两鼻，用旧毡一片盖其口鼻，令两人用竹筒极吹两耳即活。又鹊法，用梁上细尘少许，入四个竹筒内，令四人各执一个，同时吹两鼻两耳，用力极吹。更灸手足大指横纹中各十炷即活。依图取穴。如妇人札足者，只灸两手大指上二穴。

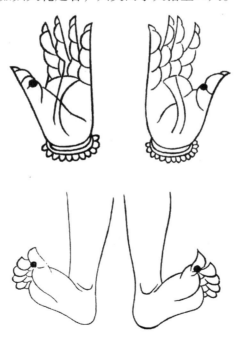

急喉痹

孙真人、甄权治急喉痹，舌强不能言，须臾不治即杀人。宜急于两手小指甲后，各灸三炷，炷如绿豆大。依图取穴。

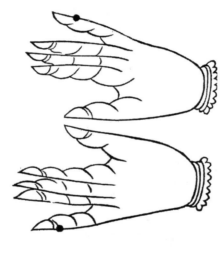

男女同法

鼻 衄

徐文伯治卒然鼻中血出不止（病名鼻衄），用细索，如左孔衄缚右足，右孔衄缚左足，各小指，两孔俱衄则俱缚两足各小指（如妇人札脚者，缚膝腕）。若衄多不止者，握手，屈大指，灸骨端上三炷，炷如粟米大。依图取法。

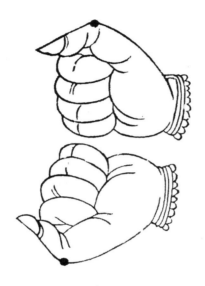

男女同法（右衄灸左，左衄灸右）

妇人难生

张文仲治横产手先出者，诸般符药不效，急灸右脚小指尖三炷，炷如绿豆大。如妇人札脚，先用盐汤洗脚，令温，气脉通疏，然后灸，立便顺产。

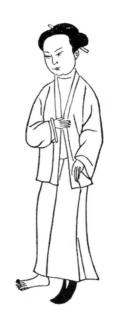

小肠气

　　孙真人、甄权治卒暴小肠疝气，疼痛欲死法：灸两足大指上各七炷，炷如绿豆大（此穴即是前葛仙翁、陶隐居、孙真人治魇死穴也。依图取穴，灸之可即愈）。

　　图子见前治魇死门。

一切蛇伤

　　孙真人治一切毒蛇咬法：急于新咬处灸十四炷，则毒不行。如无艾处，只用纸捻，爇之极痛即止。

又夏月纳凉露卧，忽有蛇入口，挽不出者，用艾灸蛇尾即出。如无艾火处，用刀或磁礸周匝割蛇尾，截令皮断，乃捋之，皮脱肉脱即出。

又方，割破蛇尾，入蜀椒三二颗即出。

治犬咬

岐伯、孙真人治凡犬咬法：即令三姓三人于所咬伤处，各人灸一炷即愈。

治狂犬所咬

孙真人治狂犬咬法：春末夏初，犬多狂猘，其时咬伤人至死者，世皆忽之不以为事。其被咬人则精神失守，发为狂疾。诸般符药治疗，莫过于灸。便于所咬处灸百炷，自后日灸一炷，不可一日阙。灸满百日，方得免祸，终身勿食犬肉、蚕蛹，食之毒发即死。又特忌初见疮较痛止，自言平复，此最可畏，大祸即至，死在旦夕。若被咬已经三四日方欲灸者，视疮中有毒血，先刺出之，然后灸。

上诸灸法，皆救仓卒患难，所有人神血支血忌，及大风大雨，病人本命，并不避忌。务发敬信心，疾速检用，得此本能，多多转授他人，庶几与我同志也。

点灸法

凡点灸时，须得身体平直，四肢无令拳缩，坐点无令俯仰，立点无令倾侧。灸时孔穴不正，无益于事，徒烧好肉，须忍痛楚之苦。凡病先灸于上，后灸于下，先灸于少，后灸于多，皆宜审之。

下火法

凡下火点灸，欲令艾炷根下赤辉广三分。若三分孔穴不中，不合得经络，缘荣卫经脉气血通流，各有所主，艾穴不中，即火气不能远达，而病未能愈矣。

用火法

古来用火灸病，忌八般木火，切宜避之。八木者，松木火难差增病，柏木火伤神多汗，竹木火伤筋目暗，榆木火伤骨失志，桑木火伤肉肉枯，枣木火内伤吐血，枳实火大伤气脉，橘木火伤荣卫经络。有火珠耀日，以艾亟之，遂得火出。此火灸病为良，凡人卒难备矣。次有火照耀日以引之，便得火出，此火亦佳。若遇天色阴暗，遂难得火。今即不如无木火也，灸人不犯诸忌，兼去久疴，清油点灯，灯上烧艾茎，点灸是也。兼滋润，灸后至疮愈易安，且无疼痛。用蜡烛更佳，诸蕃部落知此八木火之忌，用镔铁击礛石得火出，以艾引之，遂乃著灸。

候天色法

凡点灸时，若值阴雾大起，风雪忽降，猛雨炎暑，雷电虹霓，灸暂时且停，候待晴明即再下火灸。灸时不得伤饱，大饥，饮酒大醉，食生硬物，兼忌思虑愁忧，恚怒呼骂，吁嗟叹息，一切不祥，忌之大吉。

定灸多少法

凡灸头四肢，皆不令多灸，缘人身有三百六十五络，皆归于头。头者，诸阳之会也。若灸多令人头旋目眩，远视不明。缘头与四肢肌肉薄，若并灸则气血滞绝于炷下，宜歇火气少时，令气血遂通，再使火气流行。候炷数足，自然除病，宜详察之。

定发际法

凡灸发际，如是患人有发际整齐，依明堂所说易取其穴。如是患人先因疾患后脱落尽发际，或性本额项无发，难凭取穴。今定患人两眉中心直上三寸为发际，以此为准。

发灸疮法

凡著灸疗病，历春夏秋冬不效者，灸炷虽然数足，得疮发脓坏，所患即瘥。如不得疮发脓坏，其疾不愈。《甲乙经》云：灸疮不发者，用故履底灸令热，熨之三日即发，脓出自然愈疾。今用赤皮葱三五茎，去其葱青，于煻灰火中煨熟，拍破，热熨灸疮十余遍，其疮三日自发，立坏脓出疾愈。

淋洗灸疮法

凡著灸治病，才住火，便用赤皮葱、薄荷二味煎汤，温温淋洗灸疮周回约一二尺以来，驱令逐风气于疮口内出，兼令经脉往来不滞于疮下，自然疮坏疾愈。若灸疮退火痂后，用桃树东南梢枝、青嫩柳枝皮二味等分煎汤，温温淋洗灸疮，此二味偏能护灸疮中诸风。若疮内黑烂溃者，加胡荽三味等分煎汤，温温淋洗，灸疮自然生好肉也。若灸疮疼痛不可忍，多时不效者，加黄连四味等分煎汤淋洗，立有神势。

贴灸疮法

春取柳飞花如鹅毛者，夏用竹膜，秋用新绵，冬用兔毛，取腹上白细腻者，猫儿眼上者更佳。

骑竹马灸法

治发背脑疽，肠痈牙痛，四肢下部一切痛疽、丁疮、鱼脐、鬼箭、瘰疬等，或胸腹不测，风瘅肿瘤，紧硬赤肿，恶核瘰疬，发奶之属。先令病患凭几曲手，男左女右，看臂腕节中间，有一偃孔，令把臂相对者，以朱点定了（有图在后第一），次用挺直其臂，如持弓之直，却见先来用朱点定偃孔处，正在臂节横纹上，就以篾自横纹贴肉量，至中指肉尖而止。不过指爪（有图在后第二）。次用屈中指，侧看中节有两斜横缝，就用篾压定截断，此是一寸，须量横纹各一，则乃各一寸也（有图在后第三）。次用竹扛一条，两卓子前后阁起，以毡褥被帛等藉定令稳，令病患脱去衣，解开衬裤带，骑定竹扛，用身壁直，靠尾闾骨坐于竹扛上，两足悬虚，俱不要着地，悬身正直，要两人左右扶定，勿斜侧僵曲，要以尾闾骨正贴在竹扛上，却就竹扛上。用初头自臂腕量，至中指肉尖，竹篾子自尾闾骨量，上背脊之心，尽其所压之篾而止。却用前所压横纹二寸，则子横安篾尽处，用朱点定。两头是穴，相去各一寸也（有图在后第四），各灸五壮或七壮。艾炷及三分阔，以纸轴艾作炷，十分紧实方可用。壮数不可灸多。不问痈生何处，已破未破，并用此法灸之，无不安愈。盖此二穴，心脉所起（忽遇点穴近疮，或正在疮上，不问远近，只要依法灸之，切莫生疑），凡痈疽只缘心火流滞而生，灸此二穴，心火即时流通，不过三日可以安愈，可谓起死救危，有非常之功，屡施屡验。盖《素问》云：诸痛痒疮，皆属于心。又云：荣血不调，逆于肉理而生痈疽，荣者血也，卫者气也，心能行血，心既留滞，则血为之不行，故逆于肉理而生痈肿。灸此二穴，心火调畅，血脉自然流通，胜于服药多矣。灸罢谨口味，戒房事，依法将理。

依前法一灸七壮了，经半日许，灸疮内流水甚多，觉火气游走，周遍一身，蒸蒸而热。再视正疮衅肿，已消减五六分矣，至第二日五更，艾火盛行，咽喉焦枯，口舌干燥，小便颇涩，四肢微汗，略觉烦躁，当是艾火流通使然。遂投乳香绿豆托里散（方在后），两匙头许。专防托毒气不入心，及国老膏一服（方在后），良久，诸证渐渐释去，视其疮肿衅已消，第三日果安愈矣。但灸疮衅发异常，如虫行状，流清水，四五日方定，此诚可谓活人良法也。仍服五香连翘汤（方在后），此以疏散郁毒之气，甚则转毒散（方在后），或矾黄元，以防毒内攻（方在后）。更在识轻重缓急，分阴分阳而服药。或胶醋熨散，或膏药涂贴，如外科常法治之（醋熨法在后）。

先曲手，看臂腕节中间有一偃孔，便是臂节横纹端的中心，令对坐，把臂之人以朱点定。

次用挺直其臂，如持弓之直，却见先来用朱点定偃孔处，

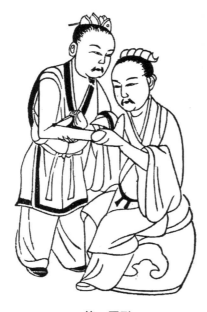

第一图形

正在臂节横纹上。就以竹篾自横纹贴肉量，上至中指肉尖而止，不过指爪。

　　次用屈中指侧看中节屈处，有两斜纹，此是量寸法所用。两头各一寸之，则以薄篾量二寸，折断篾。

　　次解衣裤等，用身壁直，靠尾闾骨，坐于竹杠上，两足悬虚，俱不着地，要两人扶坐，以尾闾骨正贴在竹杠上，却就尾闾骨上，用初头竹篾子量，上脊背之心。尽所量之篾而止，用朱点定，了却用前所量二寸，则子横安点处，两头是穴。

次用纸轴艾，令实切为艾炷，身壁直坐，即安艾炷，难安时微用津唾占黏之。略才曲身，其穴便差，切不可曲身。

江西传得元本云：余既躬获异效，深愿家家自晓，人人自理，不陷枉亡，亦仁人之用心也。每恨婴此疾者，轻委庸人，

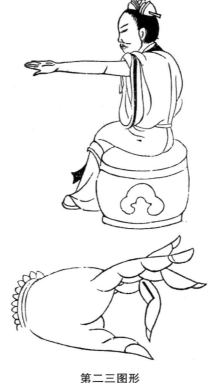

第二三图形

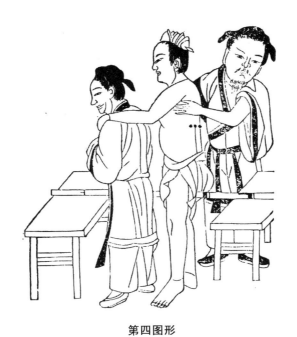

第四图形

束手待毙。余目睹耳闻，不知其几人矣。此灸法流传数十载，但人每意其浅近而忽之，且以其灸法之难，或疑而已之。今亲获异效，寻穷其原，如秦缓视晋侯之疾，确然知其在肓之上膏之下。然攻达之难，药石所不至，寥寥千载，至唐而孙真人出焉，始洞彻表里，垂法万世，以膏肓穴起人之羸疾，世皆称验。惟痈疽之酷，方论甚多，皆不保其全活。今予发明骑竹马灸法之良，其殆孙真人发明秦缓膏肓之绝学，庶几脱人于虎口之危而奔人之急，当如拯溺救焚也。

　　膏肓之灸，固为良法，痈疽之灸，尤为效验。膏肓但能灸背穴于未危之先，而骑竹马灸实能脱人之危于将死之际，故不得不委曲而备论之。盖此二穴，正在夹脊双关流注之所。凡人荣卫周流，如环无端，一呼脉行三寸，一吸脉行三寸，呼吸定息，脉行六寸，一日一夜，一万三千五百息。昼夜流行，无有休息，故一日一夜，脉行周身，共计八百一十丈。此即平人常经之数，唯痈疽之疾，血气流滞，失其常经，况人一身荣卫循度，如河水之流，其夹脊双关，乃流注之总路，如河之正道也。皆自尾闾穴过，又复通彻百骸九窍，大络布达肤腠，无所不周。

　　灸法云：凡痈疽只缘心火留滞。《素问》云：诸痛痒疮，皆属于心。又云：荣血不调，逆于肉理，则生痈肿。今此二穴，所以为效者，使心火通流，周遍一身。盖妙在悬一身骑于竹扛之上，则尾闾双关，流注不得。俟灸罢二穴，移下竹扛，其艾火即随流注先至尾闾，其热如蒸，又透两外肾，俱觉蒸热，移时复流足涌泉穴，自下而上，渐渐周遍一身，奇功异效，盖原于此也。且遍搜百家议论，皆以痈疽发背之患为最惨。如治法则专以当头灼艾为先，倘一日二日、三四五日灼艾者，尚不保其全活，至十日以后，虽当头灸之无及也。然此法似未尽善，惟骑竹马灸法，虽经日危甚，不问痈生何处，已破未破，一例灸之，无不全愈。此法最为简易，而效验异常，真神仙垂世、无穷之惠也，但恨得之之晚，慨念平昔，观其长往者，哽然在念，今遇此良法，躬获大验，岂敢私秘，欲广其传，冀同志之士，见而勿哂。或好生君子，转以济人，其幸尤甚。

又云：余三十余年，每见患痈疽发背之疾甚多，十中仅得一二活者，惟是着灸早，则犹有可治之理。倘始末不能灼灸，则疮势引蠹，内攻脏腑，甚则数日而至于不救。要之富贵骄奢之人，动辄惧痛，闻说火艾，嗔怒叱去，是盖自暴自弃之甚者。苟不避人神，能忍一顷之灸，便有再生之理，自当坚壮此心，向前取活。以全肤体，不致枉夭，岂不诚大丈夫欤。

又云：痈疽发背，要须精加审度，疗之于未危之先，庶收万全之效。勿以势缓而忽视，勿以势急而怆惶。其势既见，不问其他，便先要隔蒜当头灸之，使毒发越于外，则不致内攻杀人之速也。其患处当头得灸，便成疮口，良久火艾既透，则疮口滋润，或出恶水，痛势亦定，兼服五香连翘汤。纵使未能顿减，其势亦少缓矣。更以骑竹马法灸之，则随即见效。若得疾已过七日，则不须用蒜当头灸之，只用骑竹马法灸之，仍服五香连翘汤，甚则转毒散，立见功效。此所谓要识轻重缓急也。

又云：余亲以灸法，灸人甚多，皆获奇效。如遇灸穴在所发之疽相近，则其灸罢良久，便觉艾火流注，先到灸处，其效尤速。若离所发疽边，则不甚觉其火气流注，灸疮亦发迟。然痈疽在左，则左边灸疮先发；在右，则右边灸疮先发。盖艾火随流注行于经络使然也。灸者宜预知此意，不须疑惑，但要依法灸之，使毒散越，不致内攻，便有向安之望。

又云：尝究痈疽之作，皆积微而至著，及其热之骤也，如山源之水，一夕暴涨，不能小决使导，乃筑塞之，势则大决，伤人必多矣。势既奔冲，治之宜急，苟徒以猛烈之药外涂肌肉，闭塞毛窍，使毒气无所从出，是谓闭门捕贼，必有伤主之害也。法当自外以火艾引泄毒气，然后分阴阳而服药可也。分阴阳服药说，备载绍兴官库所刊李迅与明州医家所刊李世英痈疽方论。

绿豆乳香托里散方（托毒气不入心）

绿豆粉一两　乳香半两

上为末，和匀，生甘草水调下。

国老膏方（使毒气不入内）

甘草大者，二两，细锉，长流水浸一宿，揉令浆汁浓，去尽筋滓，再用绢滤过，银石器内慢火熬成膏，以瓷器收贮

每服一二匙，和酒调服，白汤调下亦得，微利为度。

五香连翘汤方（疏散郁毒之气）

木香三分，不见火　沉香三分，不见火　连翘全者，去蒂，三分
射干三分　升麻三分　木通三分，去节　黄芪三分　楝无叉附者，生用

丁香半两，拣去枝，不见火　乳香半两，别研　大黄微炒，半两，锉　甘草半两，生用　麝真者，一钱半，别研　独活三分，买老羌活用　桑寄生三分，难得真者，缺之亦可

上十四味为粉末，和匀，每服三大钱，水一盏，煎至七分，去滓服。并滓煎，用银器煎药，入银一片同煎亦得。

转毒散方（利去病根不动元气）

车螯紫背光厚者，以盐泥固济，煅通红，候冷净取末，一两　甘草一两，生用　轻粉半钱

上一处为细末，每服四钱匕，浓煎。栝蒌一个，去皮，煎酒一碗调下，五更服，甚者不过二服。

矾黄元方（专托毒不攻内）

白矾一两，为末　黄蜡半两，溶开和白矾末

上旋为丸，如绿豆大，每服五十丸，用温酒和些煎熟麻油送下，不以时候醋熨法（未成脓熨之则散，已成脓熨之则出）。

牛皮胶铫中略入水溶释，摊刷皮纸上，中心开一圆窍，如此作数片，却以胶纸贴疮上，就以窍子出了疮头，以出毒气。用好酽醋，以小锅煮在面前，令沸，用软布手巾段两条，蘸醋更互熨之（用竹夹子夹上）。须乘热蒸熨数百度，就胶纸上团团熨，不住手，纸破再换。如痒愈熨，切不可以痒而止。如有脓从窍中流，更熨勿歇落，熨三五日，不妨暂时歇，熨时更以

好拔毒膏药贴之，仍出窍子以泄毒气，其熨时直候疮有血水来，痒止痛止，然后住熨。或要住熨，而胶黏于背，可煎贯众汤，洗之即脱。一面熨了，一面看阴阳证，随证用药。此法甚简，而功甚大，委有神验，切不可忽。酽醋，即米醋也。

鹭鸶藤酒

李氏方云：病痈疽人适有僻居村疃，及无钱收买高贵药材，只得急服鹭鸶藤酒。不问已灸未灸，连服数剂，并用盒法（方在后），候其疽破，即以神异膏（方在李氏集验背疽方论）贴之。亦屡用取效应。发眉、发颐、发背，但是肿发，尽量多服，无不取效，前后用此医，田夫野老，百发百中。

《苏沈良方》云：鹭鸶藤一名忍冬草，叶尖圆，蔓生，叶背有毛，田野篱落处处有之。两叶对生，春夏开，叶梢尖，面色柔，绿叶微薄，秋冬即坚厚色深而圆，得霜则叶卷而色紫，开花极芬芳，香闻数步。初开色白，数日则变黄，每枝黄白相间，故一名金银花。花间曳蕊数茎如丝，故一名老翁须，一名金银股。冬间叶圆，厚似薜荔，故一名大薜荔。花气可爱，似茉莉、瑞香辈。古人但以为补药，今以治疽奇验。

鹭鸶藤　嫩苗叶五两，不得犯铁器，用木捶碎　甘草一两，生锉为粉末

上二味同入瓦器内，用水二碗，文武火缓缓煎至一碗，入无灰黄酒一大碗，同煎十数沸，滤去滓，分为三服，微温，连

进一日一夜，吃尽。病势重者连进数剂。既云可作补药，必然无虑伤脾，服至大小肠通利为度。

鹭鸶藤圆形，又名甜藤。

盦散痈疽法

鹭鸶藤取叶不拘多少，入砂盆内，烂碾，入无灰黄酒少许，调和稀稠得所，涂盦患处四围，中心留一大穴，以泄毒气，早晚换盦，不可间断。

治头脑上痈肿，川芎通气散

天花粉_{洗净为细末} 川芎_{不见火，为细末} 川山甲_{头项上甲，炒为}

细末

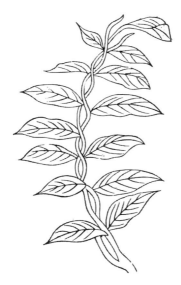

上等分，每服五钱，重用栝蒌一个，取子并肉研细，入无灰黄酒一碗，湮之，滤去滓，重汤煎熟，却将此酒来调药，食后稍空服，连进数剂，并用前方鹭鸶藤酒，每碗加川芎末三钱，重调下，与通气散更互服之。及急，剃去发，用前方盦法。大凡痈疽服药，须是作急连进，方能救疗。

竹阁经验备急药方

石氏常服治头风乌辛茶

川乌一只，生，去皮　高丽细辛二钱　茶芽二钱

上咬咀，作三服，每服，水两大盏，姜十片，煎至七分，临发后连进，或呕痰即愈。近见桃溪居士刘信甫所刊事证方中有麝香散、茶芽汤，大略相似，但用川乌草乌不同耳。近时川乌既难得，今并载以资速辨。

麝香散　治头风及偏正头痛，夹脑风，连眉骨、项颈、彻腮顶，疼痛不可忍者，累有神验。

草乌二两，用大者，炮裂去皮尖，锉如豆大，入盐炒黄色　高丽细辛二两，锉　草茶四两，略研

上三味，共为细末，每服一大钱，入麝香少许，蜡茶清调下。

茶芽汤　治偏正头疼，恶心呕吐不止者。

生草乌半两，去皮尖　高丽细辛半两　茶芽一两

上为粉末，每服四钱，水二盏，慢火煎至六分，去滓温服，一服取效。

小托里散 顺气进食，排脓去毒。

香白芷　山药　白蒺藜　桔梗　瓜蒌根　甘草

上等分，共炒为末，每服二大钱，北枣一个，生姜三片，水一盏，煎至六分，空心服。

人有患痈疽者，每以十补托里散为第一药。然数年以来，人参与银同价，当归又数倍之，非富贵之家安得入口？偶得此方，颇便贫者，本出刘涓子《鬼遗论》。余幼子八九岁时，右腿因闪肭生脓，不纪针砭，曾服有效。

瓜蒌酒 治一切痈疽。

大甘草半两，为粉末，生者　没药二钱半，研　大瓜蒌黄熟者，一个，去皮，连子切碎，俗所谓杜瓜是也

上三件，用无灰酒三升，熬至半碗，放温服之。再进不妨。欲大便，略通，加皂角刺七枚同煎。

此治腋下忽有硬核，壅肿不可下臂，久则生脓，及妇人奶痈，男子便毒，最验。瓜蒌最通乳脉，妇人有奶乳不通者，服之乳至如泉。

治腿髀间生肿毒，名曰便毒

大甘草　地榆　地骨皮一名枸杞，其根即是，取生者，洗去泥，用之尤验

上三味，等分锉了，和匀，分三服，每服，水一碗，煎至七分。先将生乌豆一掬嚼细，围疮四边，令周匝留疮口，用大葱白捶扁，与疮长短相似，安于疮口上，煎药熟即将药滓乘热覆盖于乌豆及葱白之上。将手护定，恐药滓撒落，仍乘热服药，却将第二服药候药熟即扫去前药滓及葱豆，别嚼豆，用与葱白如前法。第三服即就药滓用片帛缚定，坐卧任便。其疮未结者立消，已结者易破，已破者疮口易合。须空心连服三次，神验。

治髭痈 人有摘须误断忽须根，赤肿生脓，甚者杀人。

取桑树上耳，烂嚼盦敷，一夜须根可出，肿亦退。

治紫癜风

榆树皮烧存性，细研为末，糟茄蘸擦一二次即除。

治脱囊

曾有小儿发热，作惊，啼哭不已。视其外肾则红肿，囊皮脱去，曾用之，神验。

朱陵土此是烧人地上赤土，约是人尸腰间所临之处，不拘多少，取研为细末

上用水调鹅毛刷敷，土干则嫩肉已生于里矣。

治喉闭，脓血胀塞，喉中语声不得，命在须臾

用真鸭嘴、胆矾为细末，将箸头卷少绵子在上，先在米醋中打湿，然后蘸前药末令人撑患人口开，将箸头药点入喉中肿

处，其脓血即时吐出，所患即愈。如不能开口者，只用生姜一块如栗子大，剜一小孔，入巴豆肉一粒在内，更用麻油小半盏，安沙盆中，将生姜磨尽为度。竟以姜油灌入喉中，即时吐出脓血，其效尤速。若喉中未生毒，方觉难进食，便以下红叶同甘草少许，入蜜些子，并皆烂捣如泥，用绵子裹如圆眼大，外以线系定，令线要长，直入喉中，以风涎出尽为度。

胆矾绝难得真者，只用薄荷一握，皂角一挺，同捣真汁，滴入即破，尤为简便。

治汤火所伤

酽米醋，将多年旧窗纸蘸湿，轻轻贴其上，自然肿消。

治蚨蝎叮

山上蕨萁叶，不拘多少，烧存性研细末，轻粉麻油敷。

治一切毒蛇所伤

于所伤处，先用头绳缚定，不可令毒气流行，急用香白芷半两，研细末，以麦门冬洗净，连根叶浓煎汤，调前药末服之。却急讨笆杨叶一小篮，烂捣。又加生姜二十文，再捣如泥，将酒一碗许，逗起，绞取药汁两碗，先将一碗更入酒半碗许，令热，和药汁一碗服之。其淬盒所伤处，外以绢帛缚定。如过一二时，如前法再服一碗，不三四遍即愈，屡用有功。

治眼目暴肿，疼痛出血

春夏之月，人患此者，谓之天丝毒。治法最不可不审，余居江之南，有小儿忽两眼肿起，疼痛出血，或令赎药局中眼药薰洗者，径成青盲。旁复有一人如此，遇田夫相教曰：我有草药，正治此证。亟取而用之，毒涎从口中流出，次日即平复。

茧漆树叶（不拘多少，搞烂成胶，和面和眼壅洗，仍却以淬汁盦眼上）

鹰鹘鸇鹤之类，春夏多食毒蛇，抛粪空虚，间或悬在树梢，遇风飘扬，细如丝尘，人有当之者，则为天丝毒。此方固尝传得，今始信为神妙。

治肾脏风 凡阴囊湿痒，臂腕髀旁、指缝肘头生疮，搔起白花不可住手者，皆此证也。

旌德草乌四两，不去皮

上分作四堆，每堆入盐一两，先取河水一碗（不要江溪井水），却将第一堆同水入铫内煮干，又将河水一碗入第二堆，同添再煮干。又将河水草乌如前法至第四堆，候水干（次第煮者，欲要生熟得宜），取出切片子，先用麻油少许抹铫内，却将草乌片炒黄色，地上出火毒，研为细末。又入好土硃一两，米醋糊为圆，如梧桐子大。每服四十圆，空心食前酒下。如觉麻人，则减圆数，不觉麻人，则增圆数。尽此一料则疾去矣。

治小儿误吞铜钱入腹者

羊胫炭（即炭中极小坚硬，掷有声者）

上为细末，米饮调下。少顷炭即裹钱随粪出来，累有神效。亦治诸般鲠，及小儿误吞棋子者。

治久患脾寒，寒热不已，或一日，或间两三日，或半年，或三年者，无不克验

朴硝二钱，用乌盏于火上镕释

上用热酒一盏，候朴硝释时，倾在酒内，乘热于当日身上寒凛凛发作时服之。斗发一次，更不再作。

治男子妇人小便卒不通方 妊妇有临月患此者，累得效。

裹茶蒻一两，烧灰存性，研 滑石半两，细研

上同碾匀，每服一二钱，用腊茶少许，沸汤点入生麻油二三滴服。

治一切发背痈疽，延开不已，须用围住方

台乌研为细末

上用蜜水调傅四边，早晚换傅，则毒肿不开，旋敛于中，其效捷甚。

治一切赤肿疖毒，初发便贴，无有不散

黄头浆粉炒十分黑色，一两 黄柏皮半两，炙

上为细末，用芭蕉油调傅（东阳陈氏专施此药）。

治一切疮疖，已溃未溃，皆可贴

五倍子一两 白矾二钱

上为细末，用井花水调傅。

治下血不止，及肠风脏毒败证灸法

量脐心与脊骨平，于脊骨上灸七壮即止，如再发，即再灸七壮，永除根本。

治噎疾灸法

脚底中指中节，灸七壮，男左女右。

治男子遗精白浊，起止不可者，灸法

先点丹田穴，更向上去些小，灸七壮（脐下一寸为丹田）。

治汤火所伤，又神验于前者

或用灶底黄土，或用无名异，皆为细末，用冷水调傅，痛即定。无瘢痕，人家尤易取办。

治一切嗽疾，不问新旧，熏喉法

款冬花约一分　鹅管石约一分　雄黄约一分之半

上为极细末，用无雄乌鸡子清调（头次生下者是无雄），次将白纸一方，以所调药刷一半，候干，卷成小筒，将一半无药处捻定，于无灰火上烧浓烟，直安入近喉处，闭口使烟气冲入。觉必要嗽，须略忍住。便以冷茶清呷数口（此用先办），随即哕出痰数口，无不差者（闭口熏烟时更记牢，捻鼻孔，莫令烟出）。

治脚气风湿气贯法，四肢疼痛

四味理中汤，去人参，加红曲，为细末，热酒调服。

治臂痛指弱，此由伏痰在内，中脘停滞，四肢属脾，脾血相搏，茯苓圆

赤茯苓一两　半夏三两　枳实半两　风化朴硝一分

上为细末，姜汁糊为圆，梧桐子大，每服三十圆，姜汤下。余以前红曲理中汤并下，效尤速。

治髀间发肿，此因败精滞气，加以阴湿，名曰髀毒。及肾痈未散，自腰以下一切肿毒，咸治之

焰硝一钱重，通临安买盆硝有锋芒者，草店中味咸者不可用

上为细末，用热酒调，极空心服之。放微温，不可太温，不可便吃热食，恐作吐，觉小便微疼时，是毒从小便出去，一溺便安。觉未退，再进一服，无不效者。毒作而肿甚如蒸饼大者，亦泄去。且不用破，又不动元气。士大夫有服之累效者。

治从高坠下，擷扑闪朒，专能散血疏气

黄熟茄种，连皮肉薄切，红瓦上焙干，入糖毵收贮。临时研为末，入乳香少许，酒调下，能饮者以醉为度（虽气欲绝者，急擘牙灌入）

治刀伤，竹木刺破，专能止血定疼

三叶豆，又名卫客龙，五六月采取，晒干为末，掺患处。

近秋方生子，叶厚若有微毛，大率似柿叶，与篱豆、猫儿豆相似而非，不可误用。

此二方桃源张寺丞面授，累试有效，不可忽之。

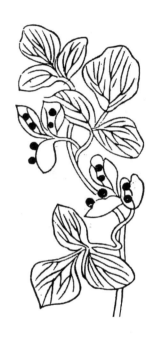

治赤眼及睛疼多泪，暴赤肿者，一宗方

宣药：雄黄解毒圆，量虚实下。贴药：蛇莓草（春间生红莓子，不可食者），洗净捣烂，摊青纱上，盦眼如水。又泡真北枣，取肉，渗以脑子，或薄荷煎，贴太阳，亦并用青纱体衬，如当三钱大。搐鼻药：郁金、真焰硝各少许，略入脑子。洗药：四物汤加防风、黄连、杏仁、赤芍药。服药：三黄散，用黄芩、黄连、赤芍药、龙胆草、大黄、汉防己、木香等分，为细末，食后温酒调下。点药：带皮生姜一块，镏筋荡成小穴，入蜜搅匀点之。盖血得热则散，专用脑子，医家所忌。虚证者当先补肾，别有方法。

贴一切肿毒，凡欲结痈疖之未成者

用酸米醋一盏，皂角一条，捶碎同煎至七分，以成片牛皮胶同浸碗碟中，令软，随大小点赤肿上。

治腰疼，甚至不可抬举者

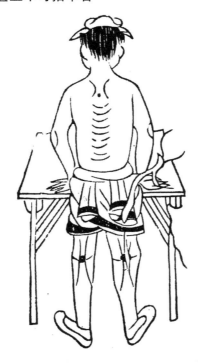

两脚曲㬷内，摺缝中间，寻两筋之中取穴，两脚齐灸三

壮，即愈。仍倚物立定，取穴并灸。若痛发时灸尤验。

治风蛀虫牙

篱上雀梅藤，收于刀上，取油沥，将小白螺窠惹湿成圆，塞患处，一塞一定。

治奶痈

车螯壳

上烧成粉，为末，米饮下，生用尤妙。

宋本《备急灸法》终

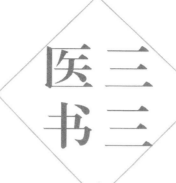

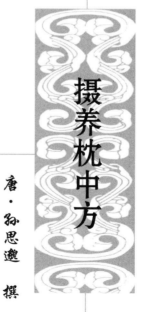

摄养枕中方

唐·孙思邈 撰

提要

  医药疗人于已病，摄养治人于未病，人能注重卫生，不敢斫伤，即废医药，庸何伤哉！本书系孙真人著，内分自慎、导引、行气、守一、太清存神炼气五时七候各节。其自序云：余搜求秘道，略无遗余，自非至妙至神，不入兹录，诚信诚效，始冠于篇。可见其价值矣。按：思邈了道登仙，其所著录皆属道家秘旨，学者循序以进，延年却病，可操左券。爰亟付刊行世，以备卫生家之参考焉。

目录

摄养枕中方

太白山处士孙思邈撰

崇明徐继高录校

绍兴裘庆元校刊

夫养生缮性，其方存于卷者甚众。其或幽微秘密，疑未悟之心，至于澄神内观，游玄采真，故非小智所及。常思所寻，设能及之，而志不能守之事，不从心术即不验，诚由前之误交，切而难遣，摄卫之道，赊远而易违，是以混然同域，绝而不思者也。嵇叔夜悟之大得，论之未备，所以将来志士，览而惧焉。今所撰录，并在要典，事虽隐秘，皆易知易为，以补斯阙。其学者，不违情欲之性，而俯仰可从；不弃耳目之玩，而顾盼可法。旨约而用广，业少而功多，余研核方书，盖亦久矣。搜求秘道，略无遗余，自非至妙至神不入，兹录诚信诚效始冠于篇，取其弘益以贻后代，苟非其道，慎勿虚传，传非其人，殃及三世，凡著五章为一卷，与我同志者，实而行之云尔。

自　慎

夫天道盈缺，人事多屯。居处屯危，不能自慎而能克济者，天下无之。故养性之士，不知自慎之方，未足与论养生之道也，故以自慎为首焉。夫圣人安不忘危，恒以忧畏为本营。无所畏忌，则庶事隳坏。经曰：人不畏威，则大威至矣。故以治身者，不以忧畏，朋友远之；治家者，不以忧畏，奴仆侮之；治国者，不以忧畏，邻境侵之；治天下者，不以忧畏，道德去之。故忧威者，生死之门，礼教之主，存亡之由，祸福之本，吉凶之元也。是故士无忧畏，则身名不立；农无忧畏，则稼穑不滋；工无忧畏，则规矩不设；商无忧畏，则货殖不广；子无忧畏，则孝敬不笃；父无忧畏，则慈爱不著；臣无忧畏，则勋庸不建；君无忧畏，则社稷不安。养性者，失其忧畏，则心乱而不治，形躁而不宁，神散而气越，志荡而意昏，应生者死，应死者亡，应成者败，应吉者凶。其忧畏者，其犹水火，不可暂忘也。人无忧畏，子弟为劲敌，妻妾为寇仇。是以太上畏道，其次畏物，其次畏人，其次忧身。故忧于身者，不拘于人；畏于己者，不制于彼；慎于小者，不惧于大；戒于近者，不侮于远。能知此者，水行蛟龙不得害，陆行虎兕不能伤，处世谤讟不能加。善知此者，万事毕矣。夫万病横生，年命横夭，多由饮食之患，饮食之患过于声色，声色可绝之逾年，饮食不可废于一日。为益既广，为患亦深，且滋味百品，或气势相伐，触其禁忌，更成沉毒，缓者积年而成病，急者灾患而卒至也。

凡夏至后迄秋分，勿食肥腻饼臛之属，此与酒浆果瓜相妨。或当时不觉即病，入秋节变生，多诸暴下，皆由涉夏取冷太过，饮食不节故也。而或者以病至之日，便为得病之初，不知其所由来者渐矣。欲知此慎者，当去之于微也。夫养性者，当少思、少念、少欲、少事、少语、少笑、少愁、少乐、少喜、少怒、少好、少恶。行此十二少者，养生之都契也。多思则神殆，多念则志散，多欲则损智，多事则形劳，多语则气争，多笑则伤脏，多愁则心慑，多乐则意溢，多喜则忘错昏乱，多怒则百脉不定，多好则专迷不理，多恶则憔悴无欢。此十二多不除，丧身之本也。唯无多无少，几乎道也。故处士少疾，游子多患，繁简之殊也。是故田夫寿，膏粱夭，嗜欲多少之验也。故俗人竞利，道士罕营。夫常人不可无欲，又复不可无事，但约私心，约狂念，靖躬损思，则渐渐自息耳。封君达曰：体欲常劳，食欲常少。劳勿过极，少勿过虚，恒去肥浓，节咸酸，减思虑，捐喜怒，除驰逐，慎房室。春夏施泻，秋冬闭藏。又鱼脍生肉诸腥冷之物，此多损人，速宜断之，弥大善也。心常念善，不欲谋欺诈恶事，此多大辱损寿也。

彭祖曰：重衣厚褥，体不堪苦，以致风寒之疾。甘味脯腊，醉饱餍饫，以致疝结之病。美色妖丽，以致虚损之祸。淫声哀音，怡心悦耳，以致荒耽之感。驰骋游观，弋猎原野，以致发狂之失。谋得战胜，兼弱取乱，以致骄逸之败。斯盖圣人戒其失理，可不思以自勖也。

夫养性之道，勿久行、久坐、久视、久听，不强食，不强饮，亦不可忧思愁哀。饥乃食，渴乃饮，食止行数百步，大益人。夜勿食，若食即行约五里，无病损。日夕有所营为，不住为佳，不可至疲极，不得大安，无所为也。故曰：流水不腐，户枢不蠹。以其劳动不息也。

想尔曰：勿与人争曲直，当灭人寿算。若身不宁，反舌塞喉，嗽满咽液无数，须臾即愈。道人有疾，闭目内视，使心生火，以火烧身，烧身令尽存之，使精神如仿佛，疾即愈。若有痛处，皆存其火烧之，秘验。

仙经禁忌：凡甲寅日，是尸鬼竞乱、精神躁秽之日，不得与夫妻同席言语面会，必当清静沐浴，不寝警备也。凡服药物，不欲食蒜、石榴、猪肝、犬肉。凡服药，勿向北方，大忌。凡亥子日，不可唾，减损年寿。凡入山之日，未至百步，先却百步，足反登山，山精不敢犯人。凡求仙，必不用见尸。又忌三月一日，不得与女人同处。

仙道忌十败：一勿好淫；二勿为阴贼凶恶；三勿酒醉；四

勿秽慢不净；五勿食父命本命肉；六勿食己本命肉；七勿食一切肉；八勿食生五辛；九勿杀一切昆虫众生；十勿向北大小便仰视三光。

仙道十戒：勿以八节日行威刑；勿以晦朔日怒；勿以六甲日食鳞甲之物；勿以三月三日食五脏肉、百草心；勿以四月八日杀伐树木；勿以五月五日见血；勿以六月六日起土；勿以八月四日市附足之物；勿以九月九日起床席；勿以八节日杂处。

仙家杂忌曰：夫习真者，都无情欲之感、男女之想也。若丹白存于胸中，则真感不应，灵女上尊不降。阴气所接，永不可以修至道，吾常恨此，赖改之速耳。所以，真道不可以对求，要言不可以偶听，慎之哉！

又曰：若有崇奉六天及事山川魔神者，勿居其室，勿飨其馔。以上忌法，天人大戒，或令三魂相嫉，七魄流竞，或胎神所憎，三宫受恶之时也。若能奉修，则为仙材；不奉修失禁，则为伤败。

又曰：夫阴丹内御，房中之术，七九朝精，吐纳之要，六一回丹，雄雌之法，虽获仙名，而上清不以比德，虽均至化，而太上不以为高。未弘至道，岂睹玄闼！勿亲经孕妇女，时醮华池，酣畅自乐，全真独卧。古之养生，尤须适意，不知秘术，讵可怡乎？勿抱婴儿，仙家大忌。凡建志内学，养神求仙者，常沐浴以致灵气。如学道者，每事须令密，泄一言一事，辄减一算。一算三日也。凡咽液者，常闭目内视。别处一室，勿与人杂居，著净衣，焚香。凡书符，当北向，勿杂用笔砚。凡耳中忽闻嘀呼，及雷声鼓鸣，若鼻中闻臭气血腥者，并凶兆也，即焚香、沐浴、斋戒，守三元帝君，求乞救护。行阴德，为人所不能为，行人所不能行，则自安矣。

又曰：夫喜怒损志，哀乐害性，荣华惑德，阴阳竭精，皆学道之人大忌，仙法之所疾也。

导　引

常以两手摩拭面上，令有光泽，斑皱不生。行之五年，色如少女。摩之令二七而止。卧起，平气正坐，先叉手掩项，目向南视上，使项与手争，为之三四，使人精和，血脉流通，风气不入，行之不病。又屈动身体四极，反张侧掣，宣摇百关，为之各三。又卧起，先以内著厚帛，拭项中四面及耳后周匝热，温温如也。顺发摩顶良久，摩两手，以治面目，久久令人目自明，邪气不平。都毕，咽液三十过，导内液咽之。又欲数按耳左右令无数，令耳不聋，鼻不塞。

常以生气时，咽液二七过，按体所痛处，每坐常闭目内视，存见五脏六腑，久久自得，分明了了。

常以手中指接目近鼻两眦（两眦目睛明也），闭气为之，气通乃止，周而复始行之，周视万里。

常以手按两眉后小穴中（此处目之通气者也），三九过，又以手心及指摩两目及额上，又以手旋耳各三十过，皆无数时节也。毕，以手逆乘额上三九过，从有中始，乃上行人发际中，常行之，勿语其状，久而上仙。修之时皆勿犯华盖（华盖，眉也）。

行　气

凡欲求仙，大法有三，保精、引气、服饵。此三事，亦阶浅至深，不遇至人，不涉勤苦，亦不可卒知之也。然保精之术，列叙百数，服饵之方，略有千种，皆以勤劳不强为务。故行气可以治百病，可以去瘟疫，可以禁蛇兽，可以止疮血，可以居水中，可以辟饥渴，可以延年命，其大要者，胎息而已。胎息者，不复以口鼻嘘吸，如在胞胎之中，则道成矣。

夫善用气者，嘘水，水为逆流；嘘火，火为灭炎；嘘虎豹，虎豹为之伏匿；嘘疮血，疮血则止。闻有毒虫所中，虽不见人，便遥为嘘咒我手，男左女右，彼虽百里之外，皆愈矣。又中毒卒病，但吞三九之气，亦登时善也。但人性多躁，少能安静，所以修道难矣。

凡行气之道，其法当在密室，闭户安床暖席，枕高二寸半，正身偃卧，瞑目闭气，自止于胸膈，以鸿毛著鼻上，毛不动，经三百息。耳无所闻，目无所见，心无所思，当以渐除之耳。若食生冷、五辛、鱼肉及喜怒忧恚而引气者，非止无益，更增气病，上气放逆也。不能闭之，即稍学之。初起三息、五息、七息、九息而一舒气，更吸之能十二息，气是小通也；百二十息不舒气，是大通也。此治身之大要也。常以夜半之后，生气，时闭气以心中数数，令耳不闻，恐有误乱，以手下筹，能至于千，即去仙不远矣。

凡吐气，令人多出少入，恒以鼻入口吐。若天大雾、恶风、猛寒，勿行气，但闭之为要妙也。

彭祖曰：至道不烦，但不思念一切，则心藏不劳；又复导引、行气、胎息，真尔可得千岁；更服金丹大药，可以毕天不朽。清斋休粮，存日月在口中，昼存日，夜存月，令大如环，日赤色，有紫光九芒，月黄色，有白光十芒，存咽服光芒之液，常密行之无数。若修存之时，恒令日月还面明堂中，日在左，月在右，令二景与目瞳合，气相通也。所以倚运生精，理利魂神，六丁奉侍，天兵卫护，此真道也。凡夜行及眠卧，心有恐者，存日月还入明堂中，须臾百邪自灭。山居恒尔。凡月五日夜半，存日象在心中，日从口入，使照一身之内，与日共光相合会，当觉心腹霞光映照，毕，咽液九遍。到十五日、二十五日，亦如是。自得而关通畅，面有玉光。又男服日象，女服月象，一日勿废，使人聪明朗彻，五脏生华。

守 一

夫守一之道，眉中却行一寸为明堂，二寸为洞房，三寸为上丹田。中丹田者，心也。下丹田者，脐下一寸二分是也（出《黄庭经》——有服饰姓名）。男子长九分，女子长六分。昔黄帝到峨眉山，见皇人于玉堂中。帝请问真一之道，皇人曰：长生飞仙，则唯金丹，守形却老，则独真一，故仙重焉。凡诸思存，乃有千数，以自卫，率多烦杂劳人。若守守一之道，则一切不须也。仙师曰：凡服金丹大药，虽未去世，百邪不敢近人。若服草木小药饵八石，适可除病延年，不足以禳外祸，或为百鬼所枉，或为太山横召，或为山神所轻，或为精魅所侵。唯有真一，可以一切不畏也（守一法，具在皇人守一经中）。

太清存神炼气五时七候

夫身为神，气为窟宅，神气若存，身康力健，神气若散，身乃谢焉。若欲存身，先安神气，即气为神，毋神为气，神气若具，长生不死。若欲安神，须炼元气，气在身内，神安气海，气海充盈，心安神定。若神气不散，身心凝静，静至定俱，身存年永，常住道元，自然成圣，气通神境，神通性慧，命注身存，合于真性，日月齐龄，道成究竟，依铭炼气。欲学此术，先须绝粒，安心气海，存神丹田，摄心静虑。气海若俱，自然饱矣。专心修者，百日小成，三年大成。初入五时，后通七候，神灵变化，出没自存，峭壁千里，去住无碍。气若不散，即气海充盈，神静丹田，身心永固，自然回颜驻色，变体成仙，隐显自由，通灵不变，名曰度世，号曰真人。天地齐年，日月同寿。此法不服气，不咽津，不辛苦，要吃但吃，须休即休，自在自由，无碍五时七候，入胎定观耳。

五时者，第一时，心动多静少，思缘万境，取舍无常，念虑度量，犹如野马，常入心也。第二时，心静少动多，摄动入心，而心散逸，难可制伏，摄之动策，进道之始。第三时，心动静相半，心静似摄，未能常静，静散相半，用心勤策，渐见调熟。第四时，心静多动少，摄心渐熟，动即摄之，专注一境，失而遽得。第五时，心一向纯静，有事触亦不动，由摄心熟，坚固准定也。从此以后，处显而入七候，任运自得，不关于作矣。

七候者，第一候，宿疾并消，身轻心畅，停心在内，神静气安，四大适然，六情沉寂，心安立境，抱一守中，喜悦日新，名为得道。第二候，超过常限，色返童颜，形悦心安，通灵彻视，移居别郡，拣地而安，邻里之人，勿令旧识。第三候，延年千载，名曰仙人，游诸名山，飞行自在，青童侍卫，玉女歌扬，腾蹑烟霞，彩云捧足。第四候，炼身成气，气绕身光，名曰真人，存亡自在，光明自照，昼夜常明，游诸洞宫，诸仙侍立。第五候，炼气为神，名曰神人，变通自在，作用无穷，力动乾坤，移山竭海。第六候，炼神合色，名曰至人，神既通灵，色形不定，对机施行，应物现形。第七候，高超物外，迥出常伦，大道玉皇，共居灵境，贤圣集会，弘演至真，造化通灵，物无不达。修行至此，方到道源，万行休停，名曰究竟。今时之人，学道日浅，曾无一候，何得灵通？但守愚情，保持秽质，四时迁运，形委色衰，体谢归空，称为得道，谬矣。此胎息定观，乃是留神驻形，真元祖师相传至此。最初真人传此术，术在口诀，凡书在文，有德志人，方遇此法，细详留意，必获无疑。贤智之人，逢斯圣文矣。

《摄养枕中方》终

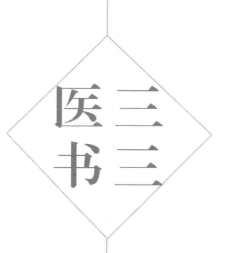

三三
医书

推篷寤语

明·李豫亨 撰

提要

　　《推篷寤语》一卷，明松江李元荐著，社友王兰远君节录寄社。间多哲学家言，颇关卫生养性，而于医药上论列尤为未经他人所道破者。盖先生学甚博，尝搜辑玄家梵荚数百种，更及于医卜星相。乾隆庚午以鸿胪谒选，自苏赴京，舟行多暇，摭夙昔所知能表见者汇为本书，计九卷，内分测微、原教、本术、还真、订疑、毗政等篇。王君兰远将其中有关医术者摘成一卷，余详序文。

序

医不三世，不服其药。又曰：九折肱方能为活人之术。医学自前清季年，由不工商者厕身其间，荒落益不堪言。华洋交通，东西医输入，文秀之士始留心科学，本格致而旁及医术。搜古籍，研新术，虽他族有一日千里之势，我岐黄家学亦群竞发明，以与相抗衡。往往内症经他族告绝不理者，经我医对症进方，立起沉疴。同社裘君吉生有搜刊医书之举，不佞于无锡孙君文修处见《推篷寤语》一书，系前明松江李豫亨、字元荐所著，此书原版已毁。先生自幼性耽博览，始从师好诗，辄学诗，见祈祷有验，辄学祈祷。嘉靖丙申从其父海楼宪副，收大泖寇，多集兵书，辄喜谈兵，兼习韬钤星遁射弩诸法。自楚归吴，即捐夙好，专习举业，游胶庠间有声。时文衡山诸公以书画鸣，辄学书，旁及古迹名绘，善鉴赏。继而有以养生说进者，辄喜谈养生，搜辑玄家梵笈数百种，更及于医卜星相，莫不窥其奥妙。顾数奇迄不如志，隆庆庚午始捐举业，以鸿胪谒选，自苏赴京，舟行多暇，摭夙昔所知能表见者，汇为《推篷寤语》计九卷，内分测微、原教、本术、还真、订疑、毗政诸篇。该洽古今，贯穿百家，蘧蘧焉足起人意。末附以往来论学函牍一卷，共十卷，隆庆辛未秋梓行。不佞因原教、本术二篇有关医术摘抄以贡同仁，可见先生当日谈医之一斑。何今之以医名世者墨守一家言，《灵》《素》诸书既少涉猎，欲其旁通格致，学究天人，不益戛戛乎其难之哉。讵知百凡学术，不进即退，势无中立。将来地轴迁移，空气变换，寒温带冷热长缩，有违旧序，万汇在交气之中呼吸酝酿，病日出而日多，则术亦宜日进而日精。现在西医霉菌血清电气疗治诸法，较之古人已上一层，再经数十年精益求精后之视今，亦犹今之视昔，此亦进化之公理也。先生不以医名世，而能博学周知若此，吾侪在医界适当学术竞争潮流，而不融洽中外之书，以拯斯人疾苦，读先生遗篇。当亦废然自返矣。是为序。

中华民国七年十月下浣新安古黟王寿芝兰远序于江村游六轩

自叙

　　舟之亡所见者，篷蔽之；人之懵所知者，寐障之。舟匪篷，则丹崖碧流在望矣；人匪寐，则开户发牖昭如矣。非心目不及也，物翳之也。物翳去，则心光目色朗然畅矣。余夙慕古人奇节轶行，操铅椠以干有司之知恒欲，稍稍施用于世，顾性拙命奇，迄不如志，驰逐而不知止久矣，夫余之寐也。岁庚午始捐举子业，谒天曹选，将从游缙绅先生，以求通余寐焉。挂帆北征时，适春暮，每推篷坐舟次，纵观淮徐齐鲁之风物，仰瞻泰山之磅礴，北顾黄河之奔流，盖天下之大观几得其半矣。乃喟然叹曰：伟哉山川，天其假此以通余之瞆瞆耶。夫六艺之囿至广，道德之渊至深，其高达于无上，其卑入于无下，藏若江海，达若康庄，学者旷然而通，爽然而明，则内外之分弗淆，荣辱之情靡忒，即钟彝竹帛犹且与吾性不相涉入也，况乎挈量进退于咫尺间哉。余自少迄兹，钻研故纸，泛滥诸家，穷昼夜之力不废，且濡染先公遗训，咨诹先达名言，孜孜惟恐不逮者，历念余年矣。兹游也，乃因舟中之暇，摭夙昔所知解表见，古今嘉闻懿行可垂世则者，间附己意，形之楮素，累数百条，总若干卷庶几哉。启昔之寐而为今之觉乎。虽然昔人有言梦中说梦自以为寤矣，匆匆然与人言之不知其尚寐也。余之寤也，毋乃类此。其方梦也，不自知也。梦之真醒也，不自知也。同余梦者，亦不知也。惟先觉者知之。今学士大夫高明俊爽，晖映先后，其于道德阃奥，固有神悟而心解矣。余也幸观泰山之崇高与黄河之萦带，且仰观天子宫阙之宏丽矣。而非求如欧阳子之文章与韩文公之才抱，若苏子所称者以尽余之大观，则又乌能自已也。因名曰《推篷寤语》，以俟当世之先觉君子时。

隆庆庚午四月既望云间李豫亨元荐甫

目录

推篷寤语

云间李豫亨元荐著

黟县王兰远节录

绍兴裘吉生校刊

原养生之教

圣人以天地为法象，明人身之安危。天地之气，一岁十二卦，一卦六爻，共七十二爻。半阴半阳，总候三百六十日，阴消阳长，暑往寒来。故十一月复卦，坤下阳生，井泉即温。至于正月三阳，阳气平地，故云内阳而外阴。及乎四月，六阳将尽，阴气下生，则井底寒泉。至于七月，三阴平地，故曰外阴而内阳也。天地之气相去八万四千里，日月周天，动经一岁。人于天地，具体而微。心肾之气相去仅八寸四分，元气周流止于百刻，故以子为一阳生，午为一阴生，七十二爻半阴半阳，盈亏消息比之天地之气特倏忽耳。善摄生者，吾之天地阴阳无愆，则荣卫周密而六淫无自入矣。

夫人应世之术非必尽废诸事而后谓之摄养也。特消息否泰而行之藏之，量其才能而负之荷之。若才不逮而强思，力不胜而强举，沉忧重恚，悲哀憔悴，喜乐过度，汲汲所欲，戚戚所患，谈笑不节，兴寝失时，挽弓引弩，沉醉呕吐，饱食即卧，跳走喘乏，欢呼哭泣，皆为过伤。此古人所戒之，节也。况风前月下，竹径花边，俯仰伤怀，杯余疏散，或进退维谷而干禄，或冲烟冒瘴以求荣，呼吸杂邪，停留宠辱，饮食异味，荏苒暴患，尤不可不知戒焉。

外获其身如惜干霄之茂树，勿纵一斧之刃伐伤；内获其行如惜渡海之浮囊，勿容一针之锋穿破。妙道之士当知二护之法有味哉，其言之也，君子修身慎行必须常存此意始得。

善理家者忘其身，善理国者忘其家，何也？为富不仁则忘其身矣，为天下不顾家则忘其家矣。圣人以肢体为国，以精气为民，治其身而家无不齐，治其家而国无不理。

因马念车，因车念盖，趑趄嗫嚅而未决，瘟瘵惊悸而不安。夫二五之精妙合而凝，两肾中间白膜，膜内一点动气，大如筋头，鼓舞变化，开阖周身，熏蒸三焦，消化水谷，外御六淫，内当万虑，昼夜无停，八面受敌。由是神随物化，气逐神消，荣卫告衰，七窍反常矣。噫，业识茫茫，安有止极，是在人知足知止耳。

人之始生，其气日向上升，故齿毁复出，发剃更生，志虑聪明日长。及真精既溢之后，其气日渐下降。初则便溺处毫毛，次则两胁下毫毛，精神已亏于体矣。又次则两颊生髭髯，又次则两颔生髭髯，而精神已亏于首矣。然犹有精血充满，髭髯毫毛尚黑；迨至中年则精血不能充满，而颐颊皓素，霜雪满头，齿落不生，发落不出矣。君子见其征，则知其内，验其符，则省其中，而颐体养精，惜气存神，虽若逐亡犹恐不及，况纵欲以戕生损身以促命乎！

人之胚胎赖父母精血凝结而成，及至十月胎完，则父母精血一点也用不著，止做得一个胞胎。其中得父母一点神气，日渐长大，其精血恶浊之物，日逐翻出。至十月满足，翻天覆地，应地一声脱胎出世。其父母恶浊之气还不能尽，又去口血，剃胎发，每月变蒸，轮年疹痘。至七八岁又毁齿更生，然后体气渐清，知虑渐长，别立乾坤，自成造化。渐至十五六岁，再为父母矣。岂非天地一团至真之气所成乎！人不自爱惜，沦于夭折，不能延年立命，实为可惜。

人之有身乃天地一点真阳之气也。是气也，生于无形无象之先，聚于无极太极之内。父母未生，二五之精妙合而凝，未有此身，即有此气。此气运行周流六虚，形以之而成，心以之而灵，耳目以之而聪明，元神以之而运行，五行以之而化生。散之则混融无间，聚之则凝结成形，圣人知此摄动心、止欲念、聚神光、结正气，天下泰然将正而定矣。

受天下之群实，心莫若虚，应天下之群动，心莫若静。惟虚不为物之所凝，惟静不为物之所惑。故必窒欲以空其性，惩忿以虚其心。以之修身则无自不得，以之治性则无往不可，寂然太空与道为一。

天地之气，不升则不降，不出则不入。虚管溉满捻上悬之水固不泄，为无升气而不能降也；空瓶小口顿溉不入，为气不出而不能入也。善养生者能存其神，则气自裕，神之所至，气亦随之而往焉。盈天地间皆气也。气不为天地之所盗，则为吾人之所盗，长生久视之术其要在此。人顾损精以耗其气，何哉。

坟素之书以心为身中君主之官，神明出焉，以此养生则寿，没齿不殆。主不明则道闭塞而不通，形乃大伤，以此养生则殃。圣人以身为国，以心为君，以精气为民，抱一守中，心不妄用，故精充气住，战退百邪，丹田有宝，四大轻安，修之不已，内功外行，乃证真仙。

长生之道，《庄子》一段亦自好看。如云：黄帝问广成子，治身奈何而可以长久。广成子曰：善哉问！至道之精，窈窈冥冥；至道之极，昏昏默默。无视无听，抱神以静，形将自正，必静必清。无劳尔形，无摇尔精，乃可长生，慎内闭外，多知为败，我守其一，以处其和，故千二百岁而形未尝衰。人果能无劳尔形，无摇尔精，长生之道可以无俟外觅。

金来归性初，乃得称还丹，朱子以为忝，同吐露还丹。要诀在此，恰不知无者以奉上，上有神德，居此两孔窍。法金气、亦相胥等语，亦是此意，均照人以形相求之，故交互其辞。金不对木，却以对性，无不对有，却以对上，神以对德，不以道对，金以对气，不以木对，恐人泥性情、金木、上下、神气、道德而求。要之只是铅汞二字，铅不下沉，汞不上飞，只是交结。在吾儒之道，只是惩忿窒欲，铅汞自结也。

形以道全，命以术延，此二语道尽金丹骨髓。以道全者，只是修性工夫；以术延者，只是修命工夫。仙歌云：若还修性不修命，总是神仙第一病；若还修命不修丹，万劫英灵难入圣。如此，则修性、修命、修丹工夫俱不可少。修性之法，与二乘坐禅颇同；修命之法，只是顷刻结丹之妙；修丹之法，则有天元、地元、人元之分。然总不过是收拾身心、敛藏神气二语耳。道虽分三，理致只一。

古诗云：超凡一句绝商量，说破教君笑断肠，一切顺违生死事，莫令厌恋作心王。大抵桑榆之景劳逸不同，劳心者甚于劳力。善为心王者，劳亦如是，逸亦如是，如鱼饮水，冷暖自知。弗以有涯之身，供彼无涯之事。

物生于天而养于天，然人为嗜欲所胜，声色之蛊，势利之徇，燠寒之触，情炎于中，形索于外，天始不能司其养矣。圣人作《内经》数万言，或防于未然，或救于已然，无非补天养也。呜呼！知养生之在我，则知圣人之言当鉴。如迷欲不返，则天且不能如之，何况古人之陈言乎。

血肉之躯未尝无病，鸟兽亦血肉也，巢居穴处，饱而后已，何以无病？马牛、鹰鹞亦鸟兽也，乃亦有病，何也？以鸟兽未尝受人羁靮，而马牛、鹰鹞则箠絷在人故耳。夫人劳心劳力，为治人、事人之所役使，安得不为诸疾之所侵觑。君子见其始即知其终，善为心王，不为形役，病安从生。

饮食有节，脾土不泄；调息寡言，肺金自全；恬然无欲，肾水自足；动静宜敬，心火自定；宠辱不惊，肝木以宁。此得之杨景明先生之传，云养生家日用之不可废者，余谓岂独养生，即跻贤圣亦不过是语矣。

身有毛发处俱是精之走漏处。头之有发，精随上越也；眼之有毛，精随之视出也；鼻之有毫，精随气行也；颐颊之有髭须，精随口发也；便溺之有毫毛，精随液动也。盖精发于窍，气亦从之。其不及随窍出者，横溢于旁，遂为毛发耳。此最为一身精神之征，皓素枯槁而不之惜，何哉。

身中六贼，惟眼最紧，身中提防六贼，亦惟眼为最难。故目中一见可欲，则君心为之奔逸，驰骤不可复制。善提防者就于此处着力，似有根柄。《阴符经》云：机在目。吾儒序克复，首曰：非礼勿视。　《心经》序：眼、耳、鼻、舌、身、意，亦惟以眼为先。盖三教圣人俱以此为至要。

注《列子》者曰：色盛者骄，力盛者奋，是少壮之时也。少壮则血气飘溢，欲虑充起，安可能语道。至于斑白则血气既衰，欲虑柔而体将休矣，故可与语道而行之也。然有循大化而不与化俱者，常不失赤子之心，虽壮而不骄，虽耄而不耗，其于语道无往而不暇矣。今之君子功成名遂，霜雪盈颠，而方且不暇闻道焉，抑又何哉。

眼者神之牖，鼻者气之户，尾闾者精之路。人多视则神耗，多息则气虚，频好内则精竭。务须时时闭目以养神，日逐调息以养气，紧闭下元以养精。精充则气裕，气裕则神完，道家谓之三宝，又谓之大药，此非惑于异端之教，实吾儒养生之常理耳。

精存于目则其视明，精存于耳则其听聪，精留于口则其言当，精集于心则其虑通，故闭四关则终身无患。又曰中欲不出谓之扃，外邪不入谓之闭，中扃外闭，何事不节？外闭中扃，何事不成？合《文子》之二语观之，人何可不爱精而远欲耶！

孔子曰：及其壮也，血气方刚，戒之在斗。夫斗者，非特斗狠，才有胜心，即自伤和。学未明而傲，养未成而骄，志不行则郁而病矣。自暴自弃，言不及义而狂矣。大抵血气盛旺之时，难以制抑。凡事当先知心是吾之灵明主人。一切好欲欺侮、凌夺肆恣者，是血气所使。倘犯刑名灾害，则是灵明主人自受苦辱也，尝作此想者，自然渐成调伏。

男子八岁而阳精生，十六岁而阳精泄，八八六十四而阳精竭；女子七岁而癸水生，十四岁而癸水降，七七四十九而癸水竭。余尝验之，男子之寿多阻于六十四岁之外，稍有不谨，多生肿胀、风痹诸疾，多损寿元，故曰人生七十古来稀；女子之寿多阻于四十九岁之外，稍有不谨，则多生崩淋、中脘诸疾，亦多损寿元。男子能过六十八九，女子能过五十三四，则可跻上寿无难。故知命者于此耗竭之时，尤宜加谨，此真人鬼关捩也。

人大怒破阴，大喜坠阳，薄气发暗，惊怖为狂，忧悲焦心，疾乃成积。人能除此五者，即合于神明，五脏宁，思虑平，耳目聪明，筋骨劲强，疏达而不悖，坚强而不匮。

人生类以眠卧为宴息，饮食为颐养，不知睡卧最不可嗜，禅家以为六欲之首，嗜卧则损神气。饮食亦不可过多，饮食最能抑塞阳气，不能上升，将以养生，实以残生也。君子夙兴夜寐，常使清明在躬，淡餐少食，常使肠胃清虚，则神气周流，阴阳得位，此最养生之大要。若肆志纲缪，恣啖浓鲜，殊非调护之宜矣。

张南轩《摄生四要》云：少思以养神，少欲以养精，少劳以养力，少言以养气。窃谓此四少人不能久持耳，若久久行之，则精气神自充，虽不炼养，而炼养在其中。若自少而至无，至于无思、无欲、无劳、无言，此又向上一著，久久不已，可证天仙，天何思、何欲、何劳、何言！

九华真妃曰：眼者身之镜，耳者体之牖，视多则镜昏，听众则牖闭；面者神之庭，发者脑之华，心悲则面焦，脑减则发素；精者体之神，明者身之宝，劳多则精散，营竟则明消。彼其所言，磨镜之石、决牖之术、童面之经、还白之法、益精之道，不过是宝精裕气耳。故曰：上品上药，神与气精。

邢和叔言：吾曹常须爱养精力，精力不稍足则倦，倦所临事，皆勉强而无诚意，接宾客言语尚可见，况临大事乎？大抵能慎保始终者，却疾延年，老当益壮，虽有贫富之异，而荣卫冲融，四时若春，比之抱病而富且贵，已为霄壤之隔矣。况能进之不已，则非常人所可知也。

青州录事参军麻希宪，年九十余致仕。唐太宗问摄生术，对曰：臣无他术，惟是少情寡欲、节声色、薄滋味而已。唐柳公度年八十有强力，人问其术，对曰：平生未尝以脾胃熟生物、暖冷物，以元气佐喜怒。宋吕许公为相，问服食之法于任恭惠公，公曰：不晓养生之术，但中年因读《文选》有悟耳，谓石蕴玉而山辉，水含珠而川媚，许公深以为然。观此三说，则养生之道可以悬解，若夫炼服食以冀长生，此则方士之妄谈，高明之士慎弗惑焉。

唐同州刺史孟诜，致仕归伊阳，年虽晚暮，志力如壮，尝谓所亲曰：若能保身养性者，常须善言莫离口，良药莫离手。窃谓善言不离口，则德崇而德厚；良药不离手，则病去而身康，固长久之术也。然口有善言，又当身行善事，物疗身病，又当法疗心病，不尤为愈哉。

国朝道林蒋先生，偶抱羸疾。岁乙亥，病益甚，哕血，几不起。先生乃谢医药，借寓道林寺一室，只以一力自随。闭目趺足，默坐澄心，常达昼夜，不就枕席。一日忽香津满颊，一片虚白，炯炯见前，冷然有省之间，而沉疴已溘然去体矣。先生尝曰：某读关洛诸书，见得万物一体，未敢自信。直到三十二三岁，因病去寺中静坐，将怕死与恋老母念头一齐断却，如此半年余，一旦忽觉此心洞然，宇宙浑属一身，呼吸痛痒，毫无间隔。

宋晁文元公名迥，字明远。天资纯至，年过四十，登第始娶。得炼气服形之法，谢事燕居，独处道院，不治他务。戒家人无辄有请，惟二膳有时而进，既毕即撤，若祭享然。其言曰：辩不如讷，语不如默，动不如静，忙不如闲。又云：清胜于浊，静胜于动，忘胜于思，默胜于语，性胜于情，五胜习熟，乃入道之渐门也。晚年耳中闻声，自言如乐中簧，以为学道灵应之验。享年八十四而卒。

宣和中，一兵偶为车轹，蹩不能行。遇一道人传以少药，步履如初。兵大感激，遍游天下，访求其人，少致谢忱。一日复遇于途，哭泣拜谢。道人曰：吾施恩于人多矣，谁如子者！授以秘诀，兵遂得道。文中闻之，诣兵问道。兵曰：清静是道，简易为上。文中顿若有省。噫，知清静之为道，与简易之为道，何俟他求。

王邦叔侍紫阳，为弟子，凡九年，因至罗浮，语及丹诀。紫阳曰：自太极既分之后，一点灵光，人人有分，贤不加多，愚不加少。盍去静室中思我此语，有所觉，即急来。邦叔静思至夜，紫阳诣其室，叩门。邦叔趋而出迎，紫阳笑曰：吾一寻汝便见尔，两日寻他不得。遂灭所执之烛而退。邦叔大窘，坐至五更大悟，通体汗流。待旦，以颂呈紫阳：月照长江风浪息，鱼龙遁迹水天平。个中谁唱真仙子，声满虚空万籁清。紫阳问曰：谁唱谁听。邦叔遂答一诗：莫问谁，莫问谁，一声高了一声低；阿谁唱，阿谁听，横竖大千说不尽。先生有意度迷徒，急撞灵台安宝镜；镜明澄静万缘空，百万丝缘处处通；斗转星移人睡定，觉来红日正当中。紫阳遂出金丹图传之邦叔，止罗浮，二十年坐化。

附胎育

男三十而娶，女二十而嫁，古之制也。今人以病男羸女为不及而毕姻，或男女病患新瘥以吉日之迫而结婚。病蛾无能茧之蚕，破蕊无结实之果。少年子女，三关情逸，五神志荡，房中分外，业种成胎，或侏儒不振，或巨首瞠目，虽具人形，实无聪慧。其次学道行淫，执法无戒，咤鬼驱神，产男生女，望望不似，余实见之，每为怜悯。

受娠之后，始终无犯，则胎气真纯。忽有灵光入梦，或有瑞气相凭，而生圣贤君子，是以古今史传分明。五祖山诚禅师慕苏老泉，而为东坡学士；武夷丹士投真漆匠之家，而产西山先生；嵩道者受史卫王之供，而出嵩之丞相。凡投胎夺舍之灵，常有神童茂异之士。故胎教之法，使孕妇常观良金、美玉、瑚琏、簠簋之器，山川名画之祥；又听讲诵经史传集，而使秀气入胎。欲其生而知之，是乃仁术也。投胎夺舍之说吾儒所无，胎教之法自不可少。

本医药之术

形不足者补之以味，精不足者补之以气，二语乃《医门要旨》所谓。补之以味，如甘温补脾、咸寒补肾之类，人皆知之。若补之以气，人多不解。药物有味有气，如气清则入首，气浊则入足，气阳则上升，气阴则下降，气香则窜入腠理，气重则渗入血脉之类是已。虽然医者天下之神术也，必与药品轻重、深浅、浓淡、厚薄冥会默契，然后投之所向，无不如意。若即按方处治，未有不误者也。

医之用药，犹将之用兵，热之攻寒，寒之攻热，此正治也；因寒攻寒，因热攻热，此因治也。子虚者补其母，母虚者益其子，培东耗西，增水抑火，或治标以救急，或治本以渐缓，譬如兵法声东击西，奔左备右，攻其所不守，守其所不攻，冲其虚，避其实，击其惰，远其锐，兵无常势，医无常形。能因敌变化而取胜者谓之神，将能因病变化而取效者谓之神医。

医者，意也。其术不尽于药石，故古人有泥丸蓑草可以济人之语。苏耽橘井，食叶饮泉即愈，岂专药石也。此在医者有恒能，真心济世，不逐声利之间，则虽祝由可以已病。以我正气，却彼邪气，德行所积，随施随验，固非常理可测。若只专计刀锥之利，己心不正，安能却邪。虽已试之方珍异之药或未必验，此盖有神明助手其间，非可摈之为妄语也。

士大夫小小疾患不可轻用艾火、针熨，此二法虽古人有之，但士夫有疾不能静养，多接见宾客，酬应世务，心火不宁，嗜欲多炽，不能已病，反致增疾。止须倍加颐养，不以外物萦心，止声色以清耳目，戒淫佚以养性情。苟非深痼之病，未有不已者也。

病有五：一曰禀受之病，与生均生者是也；二曰果报之病，伯牛之癞、袁盎之疮是也；三曰六淫之病，风、寒、暑、湿、燥、火，外邪所侵者是也；四曰七情之病，喜、怒、哀、乐、忧、恐、思者是也；五曰金疮颠扑，外伤者是也。外伤等证显而易晓，七情者责当在谁？六淫则亦以此而召之耳。果报之病，前生今世所作，亦莫非我，若觉之，早释冤解结，庶几全生。其与生俱生之病，抑亦父母之源流，其可尽除，务在以时消息之而已。

后汉郭玉谓疗贵人有四难：自用意而不任医，一难也；将身不谨，二难也；骨节安闲不能使药，三难也；好逸恶劳，四难也。余以为此四病贵人果有之，然贵人之遇医亦有四难：远地相召，素不曾试，一难也；稍涉毒味，不敢轻用，二难也；尊高临之，医不能尽意，三难也；专任仆妾，烹煮失宜，四难也。以此言之，贵人不可轻易于致病，尤须慎于服药。如夫子所谓某未达，不敢尝焉，然后可。

医家乘人之危，古经比之杀人。古经云：不恤缓急，妄索事分，杀人也；不问有无，必欲多得，杀人也；懒惰睡眠，轻视人命，杀人也；辨察不明，用药差误，杀人也；见不即治，俄至增剧，杀人也。有此五失，挟术杀人甚于挺刃。昔陈景仁妻张氏有微疾，医误投血隔之药，遂致不起。既死，魂神荡越。一日因景仁出郊，遂合为一，恍忽如狂，独歌独笑，以终其身。观此，临人病患可不慎夫！

火食之人，未有一生无病者。少壮之人，病犹未觉；年高之人，病乘其所甚而现，精神不能支而衰，病及之矣，此其积非一日之故也。每见年华既迈，不任其病患之苦，必欲决去以为快。不知病根，有生一病之所现，即一脏之受损，乃汲汲焉求以医药草木之末疗治之。不知脏腑已不如昔，病患自不全祛，况寒凉温热之味、解表下里之药乱攻妄投，真精愈耗。何如养气、存神、宝精，病以渐除，反有过于服饵之效，知命之士味之。

古今名医，惟东垣为圣，其处方治病，药品极多，譬如韩信用兵多多益善。他如张子和之汗、吐、下三法多宜于北，近日朱丹溪补阴诸方多宜于南，自有医以来，名士不数数也。近医书充栋，多被庸工剽掠前书，妄著论辨；类集诸方，玉石并载，一遇病患，盲不能辨宜用何药、何方，人命至重，非以供庸工之尝试也。嗟乎！三代以还，岂独圣学不能复明，即如小道，亦未有可观者焉。

人生病患，乃得于父母禀受之初者，其终当有何疾，亦是定数。家有一仆，其母五旬余患膈咽而终，其仆五旬余亦患膈咽而终，如其母之疾。其母受胎后二十年而有是病，其子经五十年而后有是病，则其母未病之先，而其子之病源已受是气于结胎之时矣，岂非一定之数乎。今人得末疾而汲汲求疗于草木之粗，祈祷之末，其亦不知受病之源者矣。

草木滋味，原与人身精神本非同类，止是藉其寒温、甘苦性气救偏补敝耳。然又视其人物质禀，乃可奏功。假如牛马有病，气质顽钝，止取药滓杂煮啖之，其病可疗。村夫野氓，生平不曾服药，气质粗蠢，苟遇病患，止须庸医稍稍品剂，其病亦已。至城市中之人，病已难瘥；及贵室宦家，气禀既已清淑，药品卒不易应，虽用上医处剂，称量分铢，犹不易冀其全效也。若稍遇沉疴卧榻之病，则岌岌乎殆矣。

人之脉气不同，不可一类而推。长人脉长，短人脉短，瘦人脉露，肥人脉深，性褊急者脉弦浮，性明快者脉流利，凶狠者脉劲实，慈祥者脉和缓，不摄之人病轻脉重，有养之士病重脉轻，忠厚之脉往来调畅，诡谲之脉乍浮乍沉。其余素禀暴变之不同，又有不可尽举者，要在指外盈虚消息之耳。

蜀人通真子注叔和《脉经》已行于世，而其道未行。遂历湖汉、江浙，亦未有目之者。及至淮之邵伯镇，旅于僧舍，亦无闻于人，又将转而之他。主僧闻之曰：子若不设肆，谁则知之？市有寺屋，吾给子具，请试为之。既而医道大行，家产丰足。一日主僧将化，召其前来密语曰：子前生在此铺街凿井，今享此报，更宜积德。言讫而化。

神农氏遍尝百草，尽知草木甘苦、寒温，立法攻治百病。后世医家相沿为衣食计，承袭差误，杀人之害多于生人之功。余见粗工不识身中升降之理、腠理启闭之度，妄施针药，致失人命，殊为可惜。士君子须知病前自防之戒，兢兢调适；苟罹小患，必须颐神养气，静心固精，俟其自复，可以万全。若轻用药饵，纵得小效，所伤必多。药无补法，不可轻信。惟有汗、吐、下三法推陈致新，差为得理，尤须慎而用之。

远在千万里之外，可以数测；近在一身之内，不可以理推，何以故？天地之远，中国之外，按历象、据图籍可尽知；若一身之中，心、肝、脾、肺、肾之五脏，膀胱、小肠、胆、大肠、三焦之五腑位置则可知矣。若其中所以运行，所以溉注，以生吾人者，今之医流虽度量揣摩万端，终不知也。昔《列子》称工人偃师所造唱者，歌舞合节，千变万化，惟意所适，皆传会革木胶漆、白黑丹青之属。所为内则肝、胆、心、肺、脾、肾、肠胃，外则筋骨、支节、皮毛、齿发，无不毕具。试废其心，则口不能言；废其肝，则目不能见；废其肾，则足不能步。若偃师者，非知造化之所为乎。呜呼！惟如是，然后知吾身中之所以运行，而惜乎偃师之不再生也。

名医用硝黄冷水治痘疮毒气太过者，不可见其用药，相背而惑之。有一种毒痘证，头面、遍身浑如朱砂，始出即成一片，不分个数，闷乱烦躁，大便鲜血，日夜无度。又见一种毒痘，出至十二三日，口鼻闭塞，气无出路，耳眼亦然，渐次口鼻清血、黯水迸然而出。此二者固为死症，如敢以硝、黄下之，则或可回生；倘一疑虑，则祸不旋踵矣。余有慧女，出痘患如前症，顿至不救，至今惜之，因见此论殊有理，笔记以惠来者。

万病解毒丹，药品具载方书。余尝见藩府所制，药味真正，构藏箧笥中，每遇奇疾，莫不应手而瘥。尝谓仕宦遇美药，如猪腰子、三七、血竭、阿胶、花蕊石、蚺、蟾诸品，必谨藏之，伺一用著处，转死回生，一壶千金也。闭门著方书，虽非大臣盛业，然知医，岂非人子之有事哉。

《养生主论》云：予尝从士大夫游洛间，每闻诸公称一人善治背疮者，叹其不遇，其说神异。忽日有一人同一方士来投予之别墅，托宿数日。云善治背疮，询之，即其人也。问其方，唯唯然，自言某师遇仙得传此草，虽六月间，以手探之，亦如冰雪。一日至墅外，忽自咄咄而报曰：门前幸有此仙草。遂郑重付祝于余。余叹而诸之，曰：此即射干也。方士曰：某昔货药淮西，适值官司拿医出征，远窜入八百里山场内，遇一老姥，年一二百岁。自谓金亡避兵来此，元完颜氏医姥也。传以此草并寿星散专治恶疮，救人无数。并著其方地扁竹散，射干为末。射干即俗名地扁竹也，原花园中之物，叶如良姜，根如竹鞭，其色初开，如金之状。又：一味，每用小钱抄末三字许，温酒调服。病在上即微吐，在下即微泻。予用济人其功如神。仍用膏药收口。寿星散专治恶疮痛不可当者，掺之不痛，不痛掺之即知痛。大南星一味为末。上一味，如背疮大痛者，遍掺于上，即得安卧；不知痛者，掺之至于知痛，即可治也。

疡医公孙知叔，赋性慈慧，记闻详博，深明百药之性味，创造丹砂、雄黄、矾石、磁石、石胆为五毒之剂。其说盖取丹砂养血而益心，雄黄长肉而补脾，矾石理脂膏而助肺，磁石通骨液而壮肾，石胆治筋而滋肝，外疗疮疡之五证，内应五脏。拘之以黄埶，熟之以火候，药成敷疡，无不神效。一人须有疽生，一夕决溃，势甚危殆，以前药敷之，应手而瘥。此方今医书未知载否，世亦罕用，予谨识之，以俟深知医理者取焉。

医方之用，有验于一方，而不验于他方；有效于一用，而不效于再用；有应于一人，而不应于他人；有行于一年，而不行于他年。为南北异气，深浅异病，贵贱异位，司天异宜也。善医者，明于天地之机，阴阳之变，尊卑之位，脏腑之因，其庶乎，其得之矣。虽然医一也，用于彼则验，用于我则不验；用于前则验，用于后则不验，何故？由人之德行，由人之福量，救人之真诚与不真诚耳。

《推篷寤语》终

跋《寤语》后

　　昔华胥子既梦寤，而以其言质之天倪生也。天倪生曰：若今梦耶，宁向者之非寤乎。华胥子惘然失，疑其为呓语也。此昔人蕉鹿之辨，喻真于至道者，梦与觉两忘之也。予读李子中条所著《寤语》，该洽古今，网罗前闻，贯穿百家，蘧蘧焉足起人意者，信李子寤矣，因假其言以寤世耶，予惧夫世之难寤也。彼懵于见闻为华胥之徒者，安知不以李子为呓语耶。虽然，启蒙发聩在李子则既寤矣，乃若真于至道而梦、觉两忘得之言诠之外者，世亦安得天倪生而质之。

云东病叟陆声树跋